Restons minces ensemble !

SONIA DUBOIS

Journal d'une grosse repentie	*J'ai lu* 4461/**I**
Journal d'un éléphant dans une peau de gazelle	*J'ai lu* 4845/**G**
Maigrissons ensemble !	*J'ai lu* 7120/**I**
La couture	*J'ai lu* 7144/**J**
Restons minces ensemble !	*J'ai lu* 7187/**I**

SONIA DUBOIS

Restons minces ensemble !

Illustré par Marielle Couësmes

J'AI LU

Bien-être

SOMMAIRE

RESTONS MINCES ENSEMBLE !

Maigrir, et ne pas regrossir, voilà le vrai drame existentiel auquel nous nous heurtons toutes depuis toujours.

Que la première qui n'a pas essayé les méthodes d'amincissement les plus folles et les plus mode me jette la première pierre ! Inutile que je me cache pour éviter la lapidation, je le sais, nous avons toutes plongé comme un seul estomac dans : le régime Mayo (rien que des œufs), le jeûne complet agrémenté de bouillon de poireau, l'ananas en boucle pendant huit jours, le « je ne me prive de rien, mais je pèse tout » (résultat, une mini-balance se fracasse sur le carrelage dès que l'on ouvre le placard à casseroles). Nous avons subi toutes sortes de diètes que nous nous sommes infligées comme autant de punitions auxquelles nous devions nous plier sans sourciller, parce que les diktats divers de notre journal de mode nous y obligeaient. Il fallait avoir la peau des joues, des seins et des fesses tendue. On l'aurait ! On crevait de faim pour avoir la dégaine de Courtney Love dont nous avons oublié le portrait sitôt notre but atteint. Mais nous y sommes arrivées !

Parce que au fait, les filles, réfléchissons – honnêtement – deux minutes. Oui, nous avons voulu avoir la taille de guêpe de Claudia Schiffer, les jambes de Nadia Auermannd (1,82 mètre), la coupe de cheveux de petit garçon d'Isabella Rosselini, mais sommes-nous le kaléidoscope de ces filles ? Non. Bien entendu. Et heureusement. Nous sommes nous-mêmes, et c'est déjà beaucoup, c'est même le plus important, croyez-moi.

Comme nous finissons toujours un jour d'éclaircie mentale par nous souvenir que nous sommes de jolies jeunes (ou moins) nanas qui adorons la vie et surtout le bon bordeaux, une bouffe roborative, ou un gavage au baba au rhum..., nous envoyons balader illico presto notre nouvelle méthode New Age de perte de poids et nous nous re-remplissons à la vitesse de la lumière. Le résultat, les cocottes, constatons-le, est aussi fulgurant : nous reprenons en deux fois moins de temps qu'il ne nous en a fallu pour les perdre les foutus cinq (ou dix) kilos qui faisaient de nous des couvertures potentielles de Elle.

En revanche, nous avons quand même la chance de comprendre que, pour être heureuses, il faut être en adéquation parfaite avec ce que notre corps peut supporter : tout sauf la privation abusive et continue. Et ça, les cocottes, c'est le contraire absolu de la persécution par les régimes miracles (sinon il y aurait le temple Milical à Lourdes !).

Il faut que nous en finissions une bonne fois pour toutes avec les régimes Yo-Yo qui n'ont pour but que de nous dégoûter de la vraie diététique. En revanche, admettons toutes que, dans le couple infernal qui régit notre vie : maigrir et rester mince, tout reste à faire, ou pire, à reconstruire.

Nous allons faire une croix définitive sur nos envies puériles qui, jusqu'à présent, ne nous ont conduites qu'à divers drames : nier notre corps et vouloir en adopter un qui ne nous convenait pas. Nous allons cesser de nous priver (pour nous punir d'être secrétaire de direction et pas top model, comme si on était mariée avec Alec Baldwin peut-être !), de nous gaver d'aliments gras sucrés et lourds pour bien nous démontrer que nous n'étions que de pauvres filles. Arrêtons de nous constituer deux dressings : l'un taille 38 et l'autre taille 44. Que sais-je encore ! Stop. Ça n'a que trop duré, il est plus que temps que toute cette tragi-comédie autour du bourrelet imaginaire finisse. Devenez adultes, les filles, il est temps. Soyez belles et intelligentes (vous verrez que ça va beaucoup plus souvent de pair que l'on ne le croit).

Maigrissez sereinement et, une fois cette première partie de l'effort accomplie, comprenez qu'il ne s'agit que de la partie émergée de l'iceberg : comme cette expression populaire l'indique bien, vous aurez fondu, c'est ce qui se voit le plus, mais pour rester minces, vous allez vous accrocher deux fois plus encore. Parce qu'il ne s'agit plus du tout de retourner à l'état de nature et de vous réempiffrer de pudding (je sais, je prends l'exemple le plus calorique exprès) dès que vous aurez perdu vos fameux cinq ou dix kilos ; mais bien au contraire, vous allez vous tenir la bride haute et sévèrement attachée pour vous stabiliser. Voilà ce que vous n'aviez encore jamais connu et qui vous faisait retomber irrémédiablement dans les nimbes de la taille 44 jusqu'à maintenant : le manque de suivi après l'effort. Eh bien moi, je vous le dis tout net, les filles : après l'effort, l'effort. En langage politiquement correct cela s'appelle : la diététique. Oui, pour votre vie entière vous allez changer radicalement votre façon de vous alimenter. De là naîtra l'adulte cultivée qui dort depuis trop longtemps au fond de vous.

Vous allez admettre qu'il ne s'agit pas de maigrir en se privant mais en équilibrant sa nourriture et en bannissant les aliments mal cuisinés : gras, sucrés et lourds, conserves, cumul de glucides... Bref, tous les amis de nos bourrelets. Et surtout, et c'est la nouveauté capitale que je voulais partager avec vous, les filles : nous n'allons plus jamais reprendre ce que nous avons perdu.

Pour cela, il faut tirer un trait définitif sur de vieux fantasmes : non, nous ne serons jamais les mannequins les mieux payés du monde, je vous rappelle qu'il en existe cinq pour six milliards d'individus sur terre ! Mais nous sommes de jolies plantes épanouies, saines et sereines (ou du moins bientôt), et cela n'a pas de prix. Nous ne voulons plus ressembler à une couverture éphémère de notre journal de mode mais à nous-même. Mince mais pas maigre. Tonique, active, séduisante, drôle, généreuse... Bref, la plus enivrante des filles. Et tout ce que l'on s'est promis d'avoir dans la vie on l'a eu, alors ce n'est pas notre mode alimentaire qui va nous résister. Mincir et rester mince n'est plus pour nous synonyme de nirvana inaccessible, mais une réalité à laquelle on s'attelle dès aujourd'hui. Respectons plus que jamais le vieil adage de nos grands-mères : ne remettons pas à demain ce que nous pouvons faire aujourd'hui.

Pour devenir toutes des pros de la diététique (parce que ce n'est pas sorcier non plus, on peut y arriver), on va apprendre le goût des choses. Le vrai goût des vraies nourritures terrestres. S'enivrer des effluves des légumes et des fruits de saison étalés chez le primeur, trouver le meilleur torréfacteur de notre ville, s'intéresser de près au marchand d'épices... On va revenir à de bonnes vieilles recettes de choux farcis de légumes (pas de calories, 80 % d'eau, et 20 % de sélénium : tout bon pour notre organisme). Dépasser notre simple cas pour apprendre à nos petits Pierrot et Julie comment bien s'alimenter avant qu'ils ne ressemblent à de petits frigidaires ambulants. On en profitera pour s'attaquer aussi à notre homme (je sais, on va ramer sec). Bref, pour la première fois, alors que toutes les méthodes jusqu'à maintenant vous renvoient à la liberté après le régime, c'est-à-dire à l'empiffrement de premier ordre, moi je vous donne toutes les ficelles en vous tenant la main jusqu'au bout de l'effort pour que vous ne changiez plus jamais une fois devenue celle que vous avez toujours rêvé de devenir !

En gros, il en va de la stabilisation après le régime comme du problème d'après bébé. Vous n'avez aucune envie de conserver votre surplus de ventre, vos fesses et vos seins ramollos une fois la huitième merveille du monde arrivée dans votre vie. C'est tout pareil pour la fin des kilos superflus : ce n'est pas parce qu'on s'émerveille devant le résultat de notre régime qu'il ne faut pas retonifier ses tissus (relâchés par le régime), continuer l'effort (vous éduquez bien vos enfants une fois venus au monde), et ne plus jamais redevenir un cachalot échoué devant sa télé avec ses chips en guise de récif de corail ! Nous allons commencer notre méthode là où toutes les autres arrêtent, désespérément. Et rester mince. C'est pas du gâteau, il faut le vouloir plus que tout. C'est pourquoi, et je peux vous l'assurer, si vous suivez – stricto sensu *– mes petits conseils et recettes de stabilisation, là vous serez vraiment, et pour la première fois dans la grande histoire des régimes, sortie d'affaire. À la condition expresse que vous le vouliez.*

QU'EST-CE QUE LA STABILISATION ?

Une véritable épreuve de force. D'une durée deux fois plus longue que la période dite d'amaigrissement, la stabilisation est la seule ? garantie de réussite totale de votre régime. Si vous allez jusqu'au bout de cette période transitoire (sorte de petit purgatoire où l'on réapprend à manger de tout raisonnablement), vous en avez définitivement fini avec le Yo-Yo (perte et reprise de poids perpétuelles), et tout autre régime. Ce n'est pas le paradis, cela, peut-être ?

Et pour y accéder, rien de plus simple : d'une part, vous allez faire preuve de volonté, d'autre part vous allez apprendre à contrôler vos émotions.

C'est une nouvelle facette de votre personnalité.

Oui, vous avez voulu maigrir pour vous et votre propre bien-être.

Oui, vous en avez bavé.

Oui, vous y êtes arrivée.

Oui, vous êtes aussi désirable que Mademoiselle Élisabeth chef photocopies de votre entreprise et qui confond jupe avec ceinturon depuis trop longtemps !

Oui, vous êtes une fille formidable : vous avez réussi votre cure et vous allez vous stabiliser avec le même entrain.

La volonté est une drôle de chose, *a priori* difficilement définissable. Pour beaucoup, et je l'ai moi-même longtemps pensé, avoir de la volonté consiste à s'infliger des punitions à vie, afin de montrer aux autres que l'on peut se priver de tout ce qui est bon par grandeur d'âme et défaillance du corps. D'ailleurs, toutes vos lettres, vos petits mots dans la rue, les interviews des journalistes de la presse féminine ne cessaient de me dire : « Quelle volonté, c'est in-croya-ble ! »

C'est tout sauf ça, la volonté.

La volonté n'est pas une sempiternelle autoflagellation. Il ne s'agit pas de s'interdire de manger de la tarte à la myrtille mais savoir s'en autoriser une moitié, parce que c'est trop peu pour faire reprendre le moindre gramme et que c'est suffisant pour baigner nos papilles dans la volupté, voilà un bel exemple de volonté. La volonté ce n'est pas non plus la traque perpétuelle aux cinq cents grammes pris ou perdus sur la balance, mais c'est savoir que se peser deux fois par semaine pour faire le point est suffisant.

La volonté, c'est comprendre que se stabiliser, c'est reprendre de un à trois kilos parce qu'on remange mieux, et les reperdre petit à petit avant de se fixer définitivement. Avoir de la volonté, c'est aussi se persuader d'être la meilleure, la plus performante, la plus endurante, une gagnante, une battante, et non plus celle qui marche deux pas derrière l'inénarrable copine Bénédicte qui n'a vraiment rien de mieux que vous. Vous n'avez plus de modèle, vous devenez le modèle des autres.

Mais attention, la volonté c'est aussi la sagesse, celle de comprendre que votre poids n'est pas celui de Kate Moss parce que vous n'aurez jamais la même morphologie, et que c'est très bien ainsi.

Pourquoi je vous balance ça tout de go ? Vous me connaissez, parce que je vous rappelle encore une fois qu'il est largement aussi difficile de se stabiliser que de mincir, et qu'avant de trouver volonté, équilibre, sagesse, moi aussi j'ai beaucoup tâtonné.

Je vous livre donc mes conclusions positives sur les menus à suivre, la gym, et le look, la tendance à précéder comme d'hab.

Contrôler ses émotions et ne plus agir ou réagir instinctivement est l'une des bases essentielles de notre travail non seulement durant toute la période d'amaigrissement, mais aussi ici, pendant la stabilisation.

Il s'agit de se poser la bonne question avant de descendre l'intégralité de son frigo ou de son placard à friandises : « Ai-je vraiment faim ? »

Non.

Alors pourquoi diable est-ce que je veux manger, engloutir, dévorer, me remplir encore et encore jusqu'à avoir la peau du ventre tendue comme un ballon de rugby ?

Voici la liste des réponses qui nous viennent à l'esprit : pour me calmer, pour éliminer le stress, pour oublier une vieille dispute avec la chef du personnel, pour faire taire en moi toutes les angoisses et les méchantes névroses qui me pourrissent la vie...

Manger me calme, y repenser me culpabilise.

J'échoue donc une fois de plus sur mon canapé, au bord du gouffre existentiel, telle la Yolande des Deschiens : Qui va m'aimer ? Surtout dans cet état de ballonnement excessif.

Réfléchissons une fois de plus (ça ne nous fera pas de mal) et revenons au réel, au rationnel et enfin à toute la maturité que requièrent un régime + une stabilisation.

Si j'analyse ce que je viens de faire en engloutissant trois kilos de nourriture, je me sens coupable, sans volonté ; je réalise que j'ai fichu définitivement en l'air huit jours de diète effrénée, je suis une idiote qui vient de manger pour se punir, alors que je m'étais torturée à ne pas manger. Quel désastre et quelle sottise, oui !

Reprenez-vous en main immédiatement et facilement, en vous écoutant, plutôt qu'en vous flagellant : mangez bien et quand il le faut. Posez-vous toujours la question de savoir si vous avez vraiment faim ou juste envie de manger, avant d'absorber quoi que ce soit, et vous verrez que vous éliminerez ainsi naturellement un tiers de nourriture exutoire et inutile au cours d'une journée.

Fini l'en-cas d'impulsion, comme il existe le trop célèbre achat d'impulsion (les deux sont toujours amèrement regrettés).

Ne vous privez jamais, vous n'êtes coupable de rien de grave et n'avez à vous punir de rien.

Changez simplement de plaisir, en comprenant qu'il vaut mieux se régaler d'une compote de pommes maison à la cannelle que d'un saucisson à l'ail. C'est aussi ça, la maturité, savoir que peu de choses, mais fines et légères, suffisent à notre bonheur (du moins à celui de notre palais) plutôt que d'infâmes graisses saturées nous laissant les dents collantes. Ne prenez pas cet air dégoûté, vous savez autant que moi, les filles, que c'est vrai, nous l'avons toutes pratiqué.

À défaut de vous priver bêtement et inutilement, surveillez-vous. Voilà qui montre, enfin, une nature responsable. Soyez consentante face à votre régime, en aucun cas vous n'avez à le subir, bien au contraire, c'est vous qui l'avez voulu et c'est vous qui irez au bout de votre effort.

N'oubliez jamais que vous ne faites votre régime et cette phase de stabilisation que pour vous, et vous seule. Et non plus pour ressembler à une quelconque image. Car des images de vous dans la vie, les filles, je vous signale que vous n'en possédez qu'une : celle que votre corps laisse apercevoir à tout le monde et de façon immédiate. Donc votre unique but avoué est d'être en adéquation avec l'image que vous souhaitez que l'on ait de vous et que l'on conserve.

Vous existez en tant qu'être à part entière (indivis, disait ce bon vieux Socrate), et vous n'avez que votre propre corps à dompter pour qu'il ressemble à ce dont vous rêvez depuis toujours. L'image perfectionnée de vous : vous ne promenez pas dans la vie un corps sans tête, loin s'en faut. Vous réfléchissez, vous pensez, et c'est ça, les filles, qui vous différencie de toutes les autres, et c'est une réflexion sur votre corps qui modifiera ce dernier pour arriver au résultat auquel vous n'osiez plus croire.

Le contrôle émotionnel est le résultat de votre propre réflexion sur les changements à apporter à votre corps et leurs résultats effectifs. C'est le passage du remplissage puéril à la diététique, à la maturité même, celle de votre alimentation. Sans lui, point de salut !

LA RÉVISION DU RÉGIME

Vous avez égaré *Maigrissons ensemble !* bêtement sous votre baignoire, vous ne vous êtes pas aventurée dans une énième méthode, vous n'aviez pas besoin, il y a trois ans, de perdre cette petite bouée qui vous sépare du Monde et de votre bonhomme. Bref, vous ne savez pas en quoi consiste mon régime et avant de vous stabiliser, vous aimeriez surtout perdre les cinq à dix kilos qui vous ruinent l'humeur depuis un moment.

Mais cette fois-ci, c'est la bonne. Vous êtes décidée. Vous voulez maigrir. Et comme vous êtes restée une fille irrésistible, ce ne sont sûrement pas ces petites rondeurs qui vont vous torturer plus longtemps.

Vous allez noter en gros, en rouge sur votre petit cahier : « *Je suis une fille formidable. Je maigris parce que je le veux et je ne faiblirai pas.* »

LES SIX COMMANDEMENTS À SUIVRE À LA LETTRE

1 - Vous ferez le tri

Prenez un grand sac-poubelle dans lequel vous jetez pêle-mêle :

• Tous vos vêtements cache-bourrelets (caleçons à l'élastique fatigué, tee-shirts flasques et tennis deux pointures au-dessus de la vôtre qui font ressembler vos pieds à des bateaux-mouches).

• Tout ce qui hante votre frigo de façon dégoulinante. Camembert qui colle au saucisson qui s'agglutine sur une vieille demi-livre de beurre, qui s'avachit sur un reste de cassoulet, lequel cimente une cuiller à soupe qui (je vous le fais remarquer) empêche toute fermeture dudit réfrigérateur.

• Tous les Nuts, Mars, Twix, Pepito, madeleines de Commercy, Nutella, les boîtes de conserve trop salées, huileuses et bourrées de conservateurs (qui ne conservent que les calories à défaut des vitamines), tous les sachets de purée de l'univers et de la banlieue vont rejoindre le grand sac, nettoyant ainsi vos placards. Eh, les filles, regardez comme elle est grande, votre cuisine intégrée, une fois débarrassée de ces scories qui vous sautent aux fesses.

Fin de la phase nettoyage.

2 - Vous achèterez des baskets

Bonne nouvelle, vous avez droit à une phase de remplissage des placards ! Et pas n'importe laquelle...

Parce que, bien entendu, vous avez – comme moi – viscéralement horreur des salles de gym bondées de filles qui ne les fréquentent que pour nous narguer, vous n'irez donc pas à la gym, tralala ! Mais vous achèterez une paire de baskets de Spice Girl (génial pour la cambrure et le glamour, tout en restant confort comme une paire de Scholl).

3 - Vous ne croirez pas aux produits miracles

Vous n'achèterez aucun substitut de repas, pas plus que de douteuses gélules (en vente par correspondance, sous le manteau, ou en parapharmacie).

4 - Vous ferez un solide marché de primeurs

Vous n'êtes pas démentiellement riches et le marché du bio continue de s'adresser aux nanties. Vous achèterez nor-mal, et ça le fera très bien aussi.

Puis vous défilerez telles des pasionarias entre le ministère de l'Agriculture et celui du Budget pour réclamer la baisse immédiate des *bons* produits. Une bonne marche en plein hiver c'est le double de calories perdues, et en matière de perte de calories tout est bon à prendre.

5 - Vous ne céderez pas à la tentation du régime dissocié

Vous n'êtes pas de jeunes écervelées farouches. Un jour ananas, un jour œufs durs, un jour rillettes... (et le reste à sainte Anne).

6 - *Vous continuerez à goûter*, comme vous l'avez toujours fait, seule ou avec Petit Pierrot (quand je vous dis que c'est presque le nirvana). Prévoir des pommes, des fruits rouges (quand c'est la saison) sinon des kilos de fromage blanc maigre et un édulcorant, ou du poivre, du sel et des fines herbes fraîches.

Vous achèterez un tapis de sol pour vous exercer comme des gazelles enflammées aux ciseaux, à la chandelle… À re-sentir et muscler vos abdos. Normalement, ces jours-là, vous me haïssez plus ou moins cordialement. Jetez donc votre *Restons minces ensemble* à travers la salle à manger comme un Frisbee, ça retend très bien la peau de chauve-souris qu'on a sous les bras.

Procurez-vous le CD de vos rêves avec une musique assez punchie pour transpirer dans vos bodies. Oui, on va danser comme des jouvencelles, seule le matin ou l'après-midi au moins une demi-heure par jour. Pour se sentir bien dans son corps, et se relivrer à ce qu'on adorait à 20 ans et que l'on a oublié : le rock n'roll (ça marche aussi avec les Toubitri !). Allez, les filles, on remue du popotin, on se dépense, on sue, on se douche, on est comme neuve. C'est l'effet magique de la danse.

Prenez-vous de passion pour le ménage et le rangement de votre sweet home. Pourquoi ? Toujours pour les mêmes motifs : élimination des calories.

• Pour ranger l'eau de Javel ou l'huile de pépins de raisin (la seule qui ne fasse pas grossir) dans le bas du placard du bas, on ne se baisse pas en s'étirant les lombaires au risque de rester à l'équerre trois semaines. On plie les genoux, on garde le buste droit comme un manche à balai, on tend les bras vers l'objet indiqué. On remonte en retendant les genoux et en ayant toujours conservé le buste droit.

On a inspiré à fond les ballons en descendant – bouche ouverte – et on expire avec autant de conviction en remontant.

• Avec la même passion on va passer l'aspirateur en s'appuyant alternativement sur une jambe puis sur l'autre afin de ne jamais cesser d'activer les muscles des fessiers. Pendant ce temps-là on rentre le ventre. Si on rentre cent fois par jour les fesses et le ventre, on obtient un résultat inouï : le ventre parfaitement plat de Cindy Crawford et les fesses de Brigitte Bardot (au temps du *Mépris*). Ne vous arrêtez pas là, les cocottes. Il faut encore se creuser la taille, se raffermir les seins, les dessous de bras, et même le menton.

• Pas de secret de Polichinelle ni de top model pour retrouver une taille de guêpe.

On s'est armée de sa paire de Nike Spice Girl, de son body avec un short long mais moulant dessus. On ne se pardonne rien, on ne se fait pas peur non plus. (Et puis c'est toujours pareil, à pratiquer l'exercice physique nue, on se pince forcément un sein sous un coude.)

Écartez les jambes de 40 centimètres en gardant les pieds parallèles. Pliez les bras et posez les mains sur les hanches. Pivotez le buste mais surtout pas les hanches et les fesses qui restent comme figées dans le béton. Cinquante fois, sinon, ça ne sert à rien.

On arrête, on souffle, on boit de l'eau par petites gorgées. Éviter de se déshydrater n'a jamais rimé avec se noyer. Ce n'est pas ballonnée que vous pourrez continuer les exercices.

• L'anti-chauve-souris du dessous de bras.

Les années et le Yo-Yo ont outragé nos corps de rêve : alterner avec une régularité qui confine à la précision suisse perte et gain de kilos nous a affublé les bras d'une épaisse couche de peau pendante et non dénuée de graisse. C'est moche, même très moche, et ça vous plombe une silhouette de vingt ans en deux coups de cuiller. Luttons donc avec encore plus d'acharnement que pour les autres zones.

Étirez les bras au-dessus de la tête en serrant les paumes des mains, tendez les bras et les mains comme si vous vouliez repousser la hauteur du plafond, puis redescendez très doucement les bras écartés jusqu'à ce que les mains touchent vos cuisses. Et redécollez-les pour le même mouvement. Pareil cinquante fois de suite. Je monte les bras tendus vers le ciel en inspirant, je descends en expirant. Et je suis une fille incroyablement extraordinaire.

Pourquoi pratiquer un exercice autant de fois ?

Parce que toute gymnastique pratiquée moins d'une heure est rigoureusement inutile. L'organisme ne commence à s'échauffer et à fondre qu'au bout de trente minutes.

• On n'arrête pas là ! Ouvrez également la porte des placards du haut de la cuisine, en insistant comme si les poignées vous opposaient une résistance de dix mille tonnes. Vous sentez vos muscles des bras se redessiner, que Demi Moore se méfie, vous êtes prête.

On change les draps du lit, on porte le linge sale à la machine à laver, on sort la vaisselle du lave-vaisselle avec la même sensation de force inouïe à déployer pour tout soulever. C'est en luttant contre ce poids fictif que les muscles (parce qu'on l'a oublié mais nous en avons autant que Sigourney Weaver) se délient à nouveau.

• Pour le menton c'est plus simple, vous pouvez pratiquer le légendaire mais très efficace X, quelle que soit votre activité. Je continue de penser que le meilleur moment pour faire ses X est la préparation des repas. On épluche ses courgettes pour son petit gratin, on les coupe en rondelles, et pendant ce temps-là ni vu ni connu on prononce des X extrêmement exagérés en gardant les dents du haut et du bas pratiquement collées. Je sais, c'est pas à ce moment précis de la journée que nous sommes le plus à notre avantage, mais qu'importe. C'est d'une redoutable efficacité pour lutter contre notre double menton qui participe à l'éternelle jeunesse de notre sourire pour le moment mais qui très vite va nous cacher la poitrine !

Tous ces petits exercices qui n'ont l'air de rien mais font du bien là où ça va mal doivent être impérativement pratiqués tous les jours. Je ne veux pas entendre que vous n'avez pas le temps à cause du boulot trop fatigant, du bonhomme trop prenant, de Petit Pierrot trop remuant.

DEVENEZ SOMBREMENT ET MÉTHODIQUEMENT ÉGOÏSTE

Comment croyez-vous qu'elles se débrouillent, les autres qui restent comme des gazelles ? Elles pensent à elles et à leur corps de braise qu'elles attisent avec muscu, régimes riches en fibres, entretien des fessiers et abdos. Alors puisque vous êtes des filles formidables et infaillibles vous allez rechausser votre cœur de minette pendant le temps qui sera nécessaire à votre transformation. Et tous les jours vous « n'y serez pour personne » durant une heure, celle à votre convenance.

DONNEZ-VOUS LA PÊCHE

J'avoue que commencer sa journée une heure plus tôt toute fenêtre ouverte en plein exercice, après avoir dormi dans une chambre non surchauffée, c'est ce qui se fait de mieux pour l'élimination de toutes les toxines :

– Une chambre à la bonne température oscille entre 18 et 22 °C.

– L'absorption d'un grand verre d'eau à température ambiante régule naturellement un transit paresseux.

– Ouvrir sa fenêtre le matin au réveil tonifie, et permet une véritable respiration profonde et revigorante.

– Se doucher à l'eau tiède et finir par un jet froid sur les jambes, les fesses, les seins est le meilleur remède anti-mollesse.

– Renfiler séance tenante son dernier jean devenu trop étroit est la meilleure façon de se motiver (en tout nous avons pris une bonne taille). Un peu étouffée de la ceinture, le bourrelet roulé au-dessous de votre ceinturon roots, vous n'aurez plus qu'un seul objectif : à la fin de la semaine je flotterai dedans.

Et vous attaquez votre journée avec une nouvelle légèreté, vous qui vous prenez en main, et à qui rien ne fait peur. Ah mais...

LES MENUS TYPES D'UNE SEMAINE

À renouveler tant que vous n'avez pas atteint le poids idéal.

Attention, vous devez absolument être en bonne santé pour commencer la petite cure. Allez donc voir votre bon docteur de famille pour qu'il vous tâte le pouls, la tension, le cœur, les articulations, et vous prescrive les analyses de base : sucres, cholestérol, triglycérides, fer, magnésium, potassium...

Au bout d'un mois vous retournez chez le toubib voir si vous pouvez continuer et vous stabiliser.

Je ne suis pas là pour vous carencer mais vous rassurer.

Vous avez une volonté d'acier, une santé de bûcheron canadien, alors on s'y met, et si vous le souhaitez vous découpez ces pages pour vous en faire des fiches à vie.

Lundi

Petit déjeuner
1 café ou 1 thé sans sucre
(et sans édulcorant non plus, qui n'est qu'un
leurre pervers, juste bon à ouvrir l'appétit pour
les trop célèbres fringales de onze heures)
1 œuf à la coque
2 mouillettes de pain complet
agrémentées de margarine
1 jus d'orange frais pressée

En-cas de onze heures et demie
1 yaourt maigre avec 1/2 cuiller à café de miel
(si vous ne pouvez pas vous passer de sucre)

Déjeuner
Bouillon de légumes léger (poireaux + navets + carottes)
1 blanc de poulet cuit au four en papillote
sans adjonction de graisse mais avec
ses petits légumes

Goûter
2 tranches d'ananas frais
ou 150 g de fromage blanc maigre avec une cuiller de
compote de pommes sans adjonction de sucre

Dîner
1 filet de poisson blanc (cabillaud, sole) cuit
dans une poêle antiadhésive, sans beurre ni huile,
avec 2 pommes de terre à l'eau,
ou 100 g de riz complet

Avant le dodo
1 poire

Mardi

Petit déjeuner
1 café ou 1 thé sans adjonction de sucre
2 galettes de riz avec de la margarine
2 fines tranches de jambon de dinde
1 citron frais pressé

En-cas de onze heures et demie
1 bol de bouillon de légumes frais
(sans aucun féculent, pas trop salé)

Déjeuner
1 omelette avec 2 beaux œufs,
sans adjonction de matière grasse
1 purée de courgettes (ou de choux verts),
aux fines herbes sans adjonction de graisse
1 pomme

Goûter
1/2 banane

Dîner
1 beau morceau de poulet cuit au four,
avec toutes les herbes – oignons et gros sel – que
vous aimez (attention, vous ne devez absolument
pas consommer la peau)
1 belle assiette de purée de carottes
(cuisinée elle aussi sans adjonction
de matière grasse)
1 fruit

Mercredi

Petit déjeuner
1 café ou 1 thé sans sucre
2 tartines fines de pain complet (demandez à votre boulanger qu'il vous coupe de fines tartines avec sa machine)
1 petite compote de pommes maison sans adjonction de sucre
1 jus d'orange frais pressée

En-cas de onze heures et demie
1 bol de fromage blanc maigre avec du poivre, du sel, et des petites herbes (estragon, ciboulette... ce qui vous plaira)

Déjeuner
1 bol de bouillon de légumes frais (bien entendu sans pommes de terre)
2 fines tranches de jambon blanc et maigre
1 belle assiette de macédoine de légumes (attention, jamais de conserves trop salées et pleines de conservateurs !)
1 yaourt maigre

Goûter
1 pomme

Dîner
1 très grand plat de crudités maison : carottes, céleri (pas rémoulade, je rêve !), salades, concombre...
2 œufs durs

Avant le dodo
1 bon fruit frais

Jeudi

Petit déjeuner

1 bol de café ou de thé sans adjonction de sucre
1 tranche de jambon de Paris maigre
ou de dinde
1 belle tranche de pain complet ou au son
(selon ce que réclame votre transit, les deux sont
à recommander de toute façon)
1 kiwi

En-cas de onze heures et demie

1 belle pomme (j'aime bien les granny smith,
pas trop sucrées)

Déjeuner

2 rougets en papillote
1 délicieuse compote de blancs de poireaux cuite
à la casserole à feux très doux

Goûter

1 yaourt maigre aux fruits

Dîner

1 belle omelette (faite avec 2 œufs) aux champignons
(vous émincez vos champignons et les mettez à cuire
dans une casserole avec un zeste de citron, vous les
égouttez et les passez à la poêle avec de l'ail finement
haché, vous ne versez les œufs qu'après)
1 petit-suisse à 20 %

Vendredi

Petit déjeuner
1 café ou 1 thé sans adjonction de sucre
1 bol de corn flakes (les plus allégés possible) aux fibres
1 jus de pamplemousse frais pressé

En-cas de onze heures et demie
1 kiwi

Déjeuner
1 moitié de fenouil cuite à l'eau, bien poivrée
1 escalope de veau de 150 g grillée à la poêle sans matière grasse, avec 2 tomates à l'ail cuites au four
1 petite tasse de fromage blanc maigre

Goûter
1 poire Williams de belle taille

Dîner
Steak tartare de 170 g (attention, pas trop de ketchup, ou de l'allégé) et légumes à profusion
2 tranches fines d'ananas frais, avant d'aller se coucher
Attention, c'est déjà une journée « riche », ne dépassez pas ce que je vous indique, sinon c'est trop !

Samedi

Petit déjeuner

1 café ou 1 thé sans adjonction
d'aucune forme de sucre
1 portion de vache qui rit allégée
2 tranches de pain complet ou au son
1 jus de 2 oranges pressées

En-cas de onze heures et demie

1 fruit

Déjeuner

1 bon poulet tout cuit, dont
vous pouvez prendre 2 blancs
mais vous devez en enlever la peau
Tomates à la croque-au-sel

Goûter

Salade de fruits frais maison, sans adjonction
de sucre, mais à la cannelle

Dîner

1 omelette cuite sans adjonction
de matière grasse, salade
1 boule de sorbet maison, pas trop sucré

Dimanche

Petit déjeuner

1 café ou 1 thé sans sucre
2 tranches de pain grillé (même du blanc, le dimanche c'est permis) et grattez dessus un peu de vraie confiture, au vrai sucre

Déjeuner

1/4 (sympathiquement servi) de pizza ou de quiche
1 salade verte mêlée
1 fruit

Goûter

2 petites boules de notre sorbet maison pas trop sucré, aux fruits rouges, ou au citron

Dîner

1 bon poisson blanc au four en papillote
1 pomme de terre vapeur ou un peu de riz (un peu...)
1 crème caramel

ET LA FAMILLE ?

Vous n'êtes pas sans savoir que si vous accusez une ou deux tailles de jean de trop, votre bonhomme n'est pas épargné, loin de là.

Donc ce petit menu lui convient parfaitement. Si toutefois vous avez peur qu'il n'aille se coucher affamé et vous dévore de rage en pleine nuit, allez-y sur le gratin de courgettes, la purée céleri/pommes de terre (pas plus de deux belles pommes de terre, un tiers de céleri).

Pour Petit Pierrot, pas question de l'affamer. Si vous trouvez qu'au deuxième petit pain au chocolat il abuse, je vous comprends tout à fait. Remplacez alors les goûters composés de pâtisseries industrielles par des compotes de fruits faites maison, au sucre de canne (pas trop resucrées) pendant la durée de votre propre régime. Et surtout profitez – à fond – de cette période pour lui apprendre que la vie sans ketchup-frites est possible sur la planète Terre. Faites-lui découvrir de façon pédagogique et ludique tous les goûts des légumes, des fruits, des poissons et des volailles. Initiez-le à leurs variétés, leurs origines et leurs couleurs. Emmenez-le avec vous jusqu'au marché le mercredi ou le samedi, faites-le cuisiner. Vous verrez que les enfants se révèlent d'excellents cuistots. Prévoyez également un excellent lave-vaisselle : comme leur père, les enfants ont un don inné pour salir quatre fois plus d'ustensiles que vous pour une ratatouille et finissent toujours par emprunter une casserole à une pauvre voisine qui retrouvera son engin le cul cramé.

C'est pas le tout, on mincit en cadence, on s'étire, on se masse la peau d'orange, on se douche à froid... Mais il est grand temps de penser à son petit look !

Vêtements de jour active woman, casual (détente à la maison, je vous traduis le journal de mode), night et week-end : tout est à revoir.

Vous êtes dans une nouvelle phase de votre vie. Vous reprenez confiance en vous parce que vous embellissez à vue d'œil, vous êtes en train de gravir votre Himalaya à vous.

Vous arborez donc les vêtements qui vont avec votre nouvelle humeur : glamour, sophistiquée, séduisante... Un parfum de Riviera en plein Sarcelles.

Si vous voulez – et vous en mourez d'envie – que votre chef de service vous dise dès le deuxième mercredi de régime : « Dites-moi, Ghislaine, après avoir posté votre dossier sur les Mexicains, vous ne passeriez pas me voir ? Je vous trouve... particulièrement euh... enfin... » Bon, vous imaginez les billevesées que ce grand niais débite en se triturant les mains mais, avouons-le, avec une prunelle d'un bleu-vert qui nous éjecte de notre chaise au tabouret de son propre bureau. Vous passez donc la fin de l'après-midi à prendre un café de plus en plus froid avec votre chef de service. Oui mais quel succès, quel talent nouveau se révèle en vous. Eh, n'y allez pas trop fort non plus. Vous ne mincissez pas pour lui ni pour personne d'ailleurs. Sauf pour vous et votre propre bien-être.

Au bout d'une semaine de jus de poireau ou de fenouil – à raison d'un litre et demi par jour – vous aurez totalement éradiqué votre rétention d'eau, vos capitons résistants auront nettement diminué, donc vous pourrez commencer à arborer fièrement une jupe longue gris anthracite et entravée (la forme qui ne pardonne rien). Vous le savez, et les multiples vitrines qui hantent votre parcours métro/boulot vous le rappellent, c'est *très féminin* de porter des chaussures à hauts talons. Mais comment ne pas avoir l'air d'une dinde saoule avec ces brodequins des temps nouveaux ?

En choisissant les talons solides et carrés : bûche. Vous pouvez grâce à cette confortable assise dès le début de votre régime (à moins quatre kilos) porter des hauts talons. Je vous signale qu'il y a dix jours encore vous erriez en jogging élimé et en Nike trop larges dans le rayon charcuterie de votre hypermarché du coin.

Alors, les filles, prenez bien conscience que vous avez révolutionné votre vie. Bravo !

DE L'EFFORT AU RÉCONFORT AVANT... L'EFFORT

Ça y est, vous achevez vos trois à cinq semaines de régime durant lesquelles vous êtes passées par le découragement en cas de plateau (période où le corps, pas si bête, se met à restocker tout ce que vous avalez), ou l'euphorie lorsque vous vous alimentiez le moins possible au risque de vous carencer, oui mais ça marchait tellement mieux (faux, les kilos trop vite perdus sont immédiatement repris lorsque vous remangez de façon équilibrée). Et puis pour finir vous nagez en plein bonheur, vous flottez sur un nuage sans risque de lui faire piquer du nez parce que vous refaites le poids de vos 20 ans, ou celui, idéal, que vous n'aviez jamais pu approcher sans d'affreuses souffrances après quinze jours de régime de blancs de poulet.

Vous êtes des winneuses, les filles. Des gagnantes, des battantes, des mutantes, des performantes, des... je ne trouve plus en ante. Mais des filles formidables, ça oui. Que j'adore !

Et vous pensez, malheureuses prises de faiblesses mentales d'un seul coup, que je vais vous laisser là d'un seul coup. Que vous allez refermer à tout jamais votre petit livre de recettes minceur. Arrêter l'exercice physique, le maintien alimentaire, bref quitter la ligne bleue des Vosges pour replonger dans un pain-beurre-saucisson avec votre copine Gaby dès lundi.

Pauvre de vous et de vos efforts vilement piétinés. Tenez, pour un peu je penserais que je viens de perdre un mois avec vous. Non, je plaisante, enfin presque. Eh bien oui, les filles, c'est maintenant que tout vous semble réglé en apparence qu'il faut mettre la gomme, les bouchées doubles pour rester aussi insupportablement sexy que vous l'êtes. Et ça, c'est la stabilisation.

PREMIERS COMMANDEMENTS DE STABILISATION

1) Vous refusez catégoriquement de fêter avec tout le bureau la fin de votre régime autour de deux coupes de champagne chaud et d'un bon lentilles/saucisses chez Mimile au coin de la rue.

2) Vous n'êtes plus « la grosse poulette d'amour » qui passe après son tour chez le coiffeur et dépanne la photocopieuse après dix-huit heures trente. Vous vous imposez – comme toutes les autres femmes – car vous valez largement autant que cette peroxydée (trop blonde) qui passe devant vous chez « Boîtatif » depuis quinze ans. Vous existez, vous êtes belle et formidable, vous pouvez abattre toutes les montagnes de la terre et de la banlieue.

3) Vous faites entendre un peu partout qu'à partir de maintenant tous ceux qui vous aiment doivent tenir compte de votre nouveau plan alimentaire. Oui, vous continuerez de sortir et de recevoir, d'être joviale voire boute-en-train mais plus autour d'une fondue savoyarde ni d'apéro-party qui se prolonge jusqu'au pousse-café. C'est à prendre ou à laisser. Je vous rassure tout de suite, ça arrange toutes vos copines de potiner autour d'un sauté de volaille au basilic-purée de carottes plutôt qu'autour d'une daube.

4) Vous vous ancrez solidement dans la tête que votre plan minceur n'en est qu'à son début, que c'est

toute votre hygiène de vie qui a définitivement changé.

5) Vous prenez un petit cahier dont vous séparez les pages en deux verticalement. Notez à gauche tout ce dont vous vous êtes passée avec facilité : les biscuits, le sucre, les féculents, le pain, et à droite tout ce dont la simple vue vous a rendue à moitié folle : chocolat, camembert, saucisson, beurre, charcuterie et plats roboratifs en tout genre (ou vice versa).

C'est très important de comprendre ce dont vous pouvez vous passer et ce qui vous manque. Car au moment de la stabilisation, on réintégrera un peu de ce qui vous manque tant. Et cela ne vous posera aucun problème compte tenu que vous pouvez copieusement faire l'impasse sur d'autres aliments dits riches en graisses polysaturées (en clair, qui font grossir).

POUR RÉUSSIR SA STABILISATION

LE CHANGEMENT DANS LA CONTINUITÉ

Gros avantage, votre estomac est passé de la taille col de chemise à celle de chaussette pour fillette. De fait vous êtes rapidement rassasiée et ça, c'est primordial : vous n'avez plus cette perpétuelle sensation de faim, tout en ayant définitivement intégré que l'on n'est bien dans sa peau que lorsque l'on sort de table avec ce je-ne-sais-quoi dans le creux du ventre qui permet de rester active tout l'après-midi, et de ne pas finir en mollusque sitôt la fin du générique du film du soir sur TF1.

Vous portez votre nouveau petit tailleur bleu pastel ou rose fuchsia dont vous rêviez depuis une vie antérieure, il est hors de question – vu son prix – qu'il redevienne trop étroit dans un mois. Une seule solution pour continuer à ululer comme une chatte que vous ne vous êtes jamais sentie aussi bien : con-ti-nuer.

Et vous le voulez, car vous savez maintenant que seul un régime équilibré est la clé de la sérénité. Votre âme et votre corps désirent goûter encore longtemps à la quiétude que votre nouveau mode alimentaire leur offre. Comme vous êtes des filles formidables, vous avez réalisé, avant même que je ne vous le dise, que le travail le plus important pour le futur reste à venir : la stabilisation. Elle dure deux fois plus longtemps que le temps consacré au régime en lui-même, mais elle seule garantit que vous ne reprendrez pas le poids que vous avez eu du mal (soyons très honnête) à perdre.

SOYEZ HONNÊTE AVEC VOUS-MÊME

De grâce, je me roule en boule à vos pieds, ne tombez jamais dans les excès que j'ai commis : privation excessive, prise de laxatifs en cas de reprise de cinq cents grammes, carence en vitamines et en apports essentiels, humeur de chien méchant entraînant la perte de votre emploi, trouver plus de qualités à un inconnu qu'à votre pauvre bonhomme (rompu à vos biorythmes chaotiques). Pour se stabiliser sereinement, soyez bien dans votre tête et vos hauts talons. Décidez que vous avez vous-même trouvé votre poids idéal, arrêtez de vouloir devenir le sosie de Cécile Simeone (oui, celle sur qui vous jetez vos pantoufles dès qu'elle apparaît pour la météo de Canal +). Je vous rappelle qu'il n'existe pas de poids type pour une taille lambda, mais que chaque morphologie doit être prise en compte : à taille égale une femme peut peser de cinq à six kilos de plus ou de moins sans ressembler à Babar pour autant. Disons qu'en gros (allez quand même faire calculer votre masse graisseuse chez votre médecin) on dit d'une femme qu'elle est mince si elle pèse dix kilos de moins qu'elle ne mesure en centimètres : 167 centimètres = 57 kg. Ça, c'est parfait. Un écart plus important dans le rapport poids/taille peut être dangereux et ne vous garantit pas du tout pour autant « l'éclat d'une beauté retrouvée » (c'est beau comme un titre de *Elle* !).

EN RÉALITÉ, LA STABILISATION EST UNE DÉMONSTRATION ÉCLATANTE DE VOLONTÉ… DE VOTRE VOLONTÉ

Avec la cure d'amincissement (de vous à moi : le régime), vous avez contrôlé vos émotions grâce à vos exercices physiques ; vous avez appris à respirer à fond, vous êtes redevenue égoïste et fière de l'être car maintenant vous savez que vous existez autant que votre copine Bénédicte au bureau (la garce qui a eu cinq enfants, qui accuse dix ans de plus que vous, et toujours la même taille 36, eh oui, moi aussi j'en connais), vous avez gagné seule face à vous-même votre plus grand combat : maigrir et bien et durablement. Bien sûr, vous avez eu faim, et envie de craquer, mais si vous avez cédé un jour à une choucroute complète vous vous êtes tellement bien reprise en main dès le lendemain matin que c'est peut-être encore plus louable de votre part. Je ne suis pas non plus en train de vous pousser au crime organisé en vous conseillant une alternance aussi surréaliste que maso : cassoulet/thé vert sans sucre. Ça jamais, ou je ne vous connais plus, les filles.

Aujourd'hui, vous revendiquez. Parfaitement, vous devenez la Nicole Notat de la calorie. Oui, vous avez minci en vous privant et vous espérez bien en rester là en continuant de vous serrer la vis. C'est comme ça, et ceux ou celles de votre entourage qui ont encore la candeur de penser qu'on maigrit en mangeant, mettez-les au parfum de vos nouvelles saveurs. Soyez claire et ferme, les autres le sont aussi dans leur vie. On vous invite à dîner aussi souvent qu'avant mais vous ne prenez pas d'apéro alcoolisé, ni de foie gras frais suivi d'un gigot de mouton dans son jus de beurre accompagné de gros flageolets, pas de plateau de fromage copieux ni de profiteroles, ni de pousse-café. Non.

Vous, c'est jus de tomate et amuse-gueule composés de légumes frais : radis, chou-fleur, cerfeuil, fenouil, et leur fromage blanc aux herbes pour faire trempette. Vous, c'est asperges et œufs durs, volaille rôtie et légumes verts cuits à volonté, salade, une boule de sorbet, un excellent verre de lalande-de-pomerol.

Le tour est joué, la soirée est d'autant plus réussie que vous ne revenez pas chez vous mortifiée, en vous précipitant sur votre balance et en vous gavant de je ne sais quelle gélule miracle. Vous allez bien, vous êtes détendue, vous avez voulu savourer ce menu-là. Votre tête et votre corps sont en adéquation. Les filles, vous gravissez les marches vers le grand bonheur.

Bon. Attaquons méthodiquement la stabilisation maintenant que votre musette Volonté est gonflée à bloc.

UN CONSTAT DIFFICILE LA PREMIÈRE SEMAINE DE STABILISATION

Vous allez forcément regrossir de un à trois kilos. Ne bramez pas comme des sauterelles écorchées, c'est comme ça. Il faut vous y résoudre, vous les reperdrez lentement (souvent sur un laps de temps de deux à quatre semaines, puis votre poids ne changera plus, et là vous saurez que vous êtes définitivement stabilisée).

Pourquoi reprendre ce poids perdu au prix de tant d'efforts ? Parce que vous allez réabsorber en quantité plus importante ce que nous avions quasiment proscrit. Parce que, une fois par semaine, comme nous venons de le voir, vous allez vous « la donner », vous faire plaisir, et que la première boule de sorbet ou le premier quart de camembert peut provoquer un tout petit « plus » pondéral (c'est clinique comme expression, mais c'est juste) le lendemain.

Quant à l'utilisation de la balance, je vous interdis, et là, je veille au grain, les cocottes, de vous peser plus souvent que toutes les quarante-huit heures, et encore c'est beaucoup.

Comprenez bien que la stabilisation permet des libertés dont il faut jouir.

Sinon, vous vous retrouvez comme moi après le régime : vous perdez les pédales, ça vous dégouline dans le dos à chaque bouchée, et une seule pensée vous taraude les neurones : Et si je reprenais vingt-cinq kilos dans la nuit, pour avoir avalé deux biscuits au blé et son et pépites de chocolat de trop ? (Je vous rappelle qu'il y a un mois encore vous absorbiez deux religieuses au café sans arrière-pensée.)

On prend son porte-monnaie à deux mains et on se fait le plus beau cadeau de la galaxie : un maillot de bain Eres ou un jogging Ralph Lauren (comme je n'ai aucune action chez ces deux fabricants de sportswear vous allez bien sûr où ça vous chante) et on retourne pratiquer soit la natation, soit la musculation. En piscine ou salle de sport avec toutes nos autres congénères. Il est tout à fait temps de vous refondre dans la masse des active women qui pensent à leur carrière en s'agitant l'arrière-train en cadence. Et puis il est impératif que vous développiez votre esprit de compétition (dont vous avez besoin pour tout réussir dans la vie). Vérifiez que vous vous remuez avec autant d'agilité que les autres et que vous êtes bien entrée dans le moule dont vous rêviez.

Maintenant que vous avez intégré que pour bien se nourrir il faut le faire avec sa tête et non avec son estomac, le plan de stabilisation, c'est du gâteau (humour). Car, pratiquement, vous pourriez vous le mettre au point vous-même. Mais comme je l'ai testé pour vous, qu'il fonctionne parfaitement et gaiement, je vais vous en livrer quelques recettes.

1 - Les « plus jamais »

Ce sont tous ces aliments que nous avons adorés, et qui ont lentement mais sûrement causé notre perte. Ceux-là, nous les avons éliminés dès notre premier jour de régime, alors *plus jamais de* :

– Graisse brûlée. On supprime donc crêpes, beignets, frites et fritures (de poissons ou autres).

– Fondue qu'elle soit savoyarde ou bourguignonne.

– Charcuterie à haute dose.

– Pâtisseries industrielles.

– Conserves (riches en conservateurs uniquement).

– Plats « tout prêts » de chez le traiteur, à base de sauce de purée et de saucisses de Strasbourg.

– Pain blanc, mais d'accord pour les autres, au son, complet, au sésame, au pavot…

– Mauvais alcools : apéro, alcool fort de fin de dîner.

– Viande rouge en sauce : daube, bœuf miroton…

– Nuts, Treets, Twix, Mars…

– Coca-Cola (sauf ultra light), et de jus de fruits en bouteille (uniquement riches en sucre).

– Sucre blanc dans le café, dans le fromage blanc…

2 - Les « jusqu'à plus soif »

Vous avez une petite faim qui vous taraude et vous rend le périlleux exercice du régime encore plus difficile. Arrêtez d'avoir faim et de vous mettre la rate au court-bouillon. Mangez à volonté ces sortes de miracles de la nature qui se composent de 98 % d'eau comme : le chou-fleur, les haricots verts, la laitue. Prenez-en un par jour au goûter ou le matin si ça vous chante, avec poivre et sel, zeste de citron et huile d'olive (un peu). C'est drôle comme ces petites choses rapidement satiétogènes (qui remplissent et calent bien l'estomac) nous remontent le moral en flèche (beaucoup manger le cœur léger, l'âme en paix, quel pied !).

Donc usez et abusez des légumes :

Tous les légumes verts : salades vertes, haricots verts, courgettes, concombre, cerfeuil, fenouil.

Mais aussi les tomates, les poivrons (de toutes les couleurs) et tous les ingrédients de la ratatouille.

Et encore les radis, les kakis, les melons et tous les légumes du pot-au-feu.

Faites-vous des soupes : à la carotte et à l'ail, au potiron, à la tomate et aux pommes de terre, aux oignons...

Mais attention, pas de soupe toscane aux petits pois, lardons, lentilles, pâtes, parmesan. Ça, jamais !

Rappel : consommez vos légumes et vos fruits le plus souvent cuits afin de vous éviter ballonnements, fermentation intestinale et même problèmes digestifs. En revanche, les carottes ne s'accommodent que crues car elles dégagent tout leur sucre une fois cuites et deviennent nos meilleures ennemies.

1 - Les viandes

Vous allez me dire que, grâce au prion qui liquéfie la cervelle de nos bonnes vaches normandes, vous avez par paranoïa pas forcément légitime stoppé net votre consommation de viande. Net, dès la nouvelle tombée aux informations de vingt heures.

Est-ce raisonnable, les filles ?

Non. Il faut ab-so-lu-ment que vous et votre sainte famille chérie avaliez deux à trois fois par semaine des steaks de 120 grammes. Munissez-vous d'une bonne poêle Téfal (ou votre antiadhésif favori). Vous grillez – sans les brûler – vos steaks des deux côtés. Et hop le tour est joué. Vous les accommodez avec du poivre et du sel fraîchement moulus. Et en plus, un plat de légumes verts copieux et variés. Faites mi-haricots verts, mi-chou-fleur. Dessert : compote de fruits frais pommes/abricots à la cannelle. Hyper dîner pour Super maman. Et vous ne pouvez pas le jouer plus équilibré.

C'est vrai que la viande de bœuf et plus encore celle de mouton sont grasses. Surtout les parties musculaires de ces brouteurs d'herbe, que nous avalons. Donc, autant nous avons besoin et pouvons avaler toutes sortes d'aliments, végétaux, animaux, autant nous devons les utiliser avec sagesse et surtout adopter un mode de cuisson qui ne surajoute pas de graisses brûlées aux graisses animales.

– *Les viandes blanches* sont celles que je préfère. D'abord on peut vraiment en manger abondamment : les blancs de poulet, sans la peau, le poulet de grain dont les pattes se sont dégourdies dans le bas Quercy, mais aussi la pintade, la dinde.

Faites beaucoup plus attention en revanche en ce qui concerne :

– *Le canard* : il vit dans une eau relativement froide et se fabrique une couche de graisse protectrice pour se défendre contre les frimas, couche qui est inutile à votre tour de taille !

– *Le chapon* : viande trop « trafiquée » pour être honnête !

– *L'oie* : j'ose encore vous dire que bien que le bonheur soit dans le pré, l'oie vous gavera comme elle l'a été.

Adoptez sans complexe le jambon de dinde pour les dîners ou déjeuners où vous n'avez pas eu le temps de cuisiner. En plus, tous les gourmands en reprennent.

2 - Les poissons

Les poissons les plus gras sont toujours plus maigres que la plus maigre des viandes. Cette vérité est aussi importante pour la diététique que $E = mc^2$ en maths.

Mangez à volonté – après cuisson au four ou en papillote – tous les poissons blancs que vous adorez : merlan, turbot, lotte (juste après la paie), ou comme moi un bon morceau de colin.

Excellents également pour les dimanches, les jours de fête : *les crustacés. À volonté, mes cocottes. À vo-lon-té*.

Comme les brochettes de Saint-Jacques. À ce propos, tous les poissons coupés en dés et consommés en brochettes avec tomates et poivrons ou de l'ananas frais grillé sont fa-bu-leux.

Les poissons d'eau courante à chair rouge : saumons, truites, vivent la même lutte anti-engelure que les canards donc leur chair est beaucoup plus riche et grasse. À consommer avec modération. Un petit truc, cela dit, si vous cuisinez le poisson blanc avec plaisir au four avec tomates, herbes, oignons, demi-verre de vin blanc et demi-verre d'eau, vous pouvez allégrement l'accompagner de riz. D'excellentes nouvelles « races de rice » sont apparues sur le marché depuis quatre ans, comme le boulgour.

Je n'allais certainement pas me priver de vous refiler un tuyau : le thon grillé au gros sel à l'unilatérale (sur un seul côté) est furieusement tendance en ce moment dans les dîners en ville. Une tranche de cent cinquante grammes maxi, et pas d'accompagnement à base de sucres lents, riz, pâtes ou pommes de terre. Faut pas rêver, ce ne serait plus de la stabilisation, les filles, mais de l'accumulation !

Donc truite (vraiment exceptionnellement), thon, saumon + légumes verts. Purée de carottes, ou mon « must » : gratin d'aubergines au coulis de tomates.

3 - Les œufs

Prenez du jaune, prenez du blanc.

Prenez peu de jaune d'œuf car l'albumine et le cholestérol qu'il renferme naturellement qu'il se les garde surtout !

Cela étant établi, il ne faut pas s'en priver, loin de là. Pourquoi ? Parce qu'ils calent très bien et très vite. Un œuf à onze heures trente, et vous repartez pour une fin de matinée sur les chapeaux de roues jusqu'à treize heures trente. Seul souci, pas tous les jours.

En omelette : trois blancs pour deux jaunes si vous en cuisinez une pour vous et votre bonhomme un soir.

Pourquoi plus de blanc que de jaune ? À cause du cholestérol. Tandis qu'avec mon petit « truc » votre palais surpris découvrira un plat onctueux, mousseux, agrémenté d'herbes comme le basilic coupé fin ou la ciboulette. L'omelette ne sera plus synonyme de cantine d'école le mercredi, mais de mets riche en saveurs du soir.

4 - Les sucres lents

Les pommes de terre et les pâtes, hors de question de vous en passer. C'est une histoire d'équilibre neuro-musculaire. OK ?

Bon, en revanche, les cocottes, vous allez apprendre à les cuisiner, à les « séparer » des autres plats et à ne jamais en manger plus de cent grammes.

Certains sucres lents sont excellents pour la santé, de récentes études montrent que leur richesse en sels minéraux et leur qualité satiétogène en font des leaders de la nouvelle diététique : les lentilles (noires, rouges ou vertes), le blé, le boulgour et le pilpil. En fait, nous n'inventons rien, nous ne réutilisons que des aliments ancestraux qui offrent un rapport qualité/prix des plus intéressants. Un apport en vitamines et en sels minéraux indispensables à nos muscles et à nos nerfs à très bon marché, on ne passe jamais à côté d'une occasion pareille !

De plus, les sucres sont l'indispensable « plâtre » de votre intestin qui a peut-être été beaucoup mis à contribution par les légumes et les fruits que vous avez absorbés en quantité plus importante qu'à l'accoutumée. Quant au riz, basmati, gluant (pour l'intestin), long, sauvage, il est excellent. Attention, jamais plus de cent grammes.

ET POUR TOUT ACCOMMODER

Achetez d'urgence un poivrier et une salière. Il en existe de toutes les tailles, de toutes les formes, des plus classiques aux plus funny. Je sais, lorsque nous allons batifoler entre les rayons surchargés de notre supermarché, la première chose qui sert de cale aux bouteilles d'eau et autres bottes de poireaux, c'est le sel et le poivre. Oui, mais vous avez vu la gueule qu'ils font dans leur boîte en carton, là, jetés dans le Caddie…

Comment pouvez-vous prendre aussi peu de soin des éléments essentiels de votre cuisine ? Le poivre et le sel sont les exhausteurs de goût les plus usités et les plus mal traités. Une cuisine au poivre gris fin et au sel en grosse boîte bien humide du fond est plus triste qu'un jour sans pain, et vous savez maintenant comme c'est triste un jour sans pain !

LE SEL

Vous allez le choisir de mer (Guérande) gris et gros. Le disposer dans votre salière avec quelques grains de riz (pour éviter qu'il ne finisse complètement collé). Vous tournerez votre salière chaque fois que vous aurez besoin de saler un plat. Comme il libère beaucoup plus de goût, vous en utiliserez bien moins, résultat : moins de sel, plus de saveur = moins de rétention d'eau dans nos capitons. La lutte doit être menée sur tous les fronts, camarades.

LE POIVRE

Véritable trésor du bout du monde, son éternel exotisme doit réveiller vos papilles et vous chatouiller le nez tous les jours.

C'en est fini de votre boîte de poivre gris façon goum !

Vous allez me faire l'immense plaisir de savoir les choisir, car il existe de nombreuses sortes de poivre différentes : du rose, du noir, du blanc, du gris, le cinq baies pour les plus répandus. Je ne saurais trop vous recommander le cinq baies. Vous allez enfourner votre poivre en gros grains de toutes les couleurs dans votre poivrier et le tourner quatre ou cinq fois au-dessus de tous vos plats et salades. Une pure merveille.

N'oubliez pas non plus que Knorr fait une nouvelle gamme d'aromates light, et aussi bon marché que le reste de ce que je vous propose.

Vous êtes un vrai cordon-bleu avec les instruments qui lui sont indispensables et les odeurs qui l'accompagnent. Encore un peu, et c'est *Le Festin de Babette* tous les jours chez vous.

L'HUILE

Bon, pas la peine de tourner autour de la bouteille d'arachide. L'huile, c'est gras, son excès apporte très vite une petite, mais réelle, surcharge pondérale (comme dirait le dernier médecin que vous avez consulté, et qui a parlé de vous comme d'une catastrophe naturelle).

Ne la consommez jamais frite, brûlée, ni trop chauffée à la poêle, elle est nocive.

Rayez de votre liste de commissions l'huile d'arachide, de tournesol, de colza... Arrêtez-vous dans le bas du rayon, au supermarché, l'huile est en bas, les biscottes en haut, c'est immuable, baissez-vous avec les jambes et pas le dos, et choisissez exclusivement de l'huile d'olive extra vierge (pas vierge ou vierge extra) première pression à froid. Elle est très saine pour la santé, inutile de revenir sur l'absence de cholestérol et de maladies cardio-vasculaires ou de cancers (œsophage, estomac, côlon) des régions qui la consomment.

Attention : elle est bonne pour la santé mais loin d'être exempte de calories. Consommez-la avec grande sagesse, une demie cuiller à soupe dans son saladier, et on mêle bien sa salade.

Vous pouvez aussi utiliser les très bénéfiques huiles de pépins de raisin ou de paraffine (vendues aussi en pharmacie) au goût plus « rude », mais qui ne font absolument pas grossir.

LE VINAIGRE

Tous sont très acides et occasionnent, les années venant, de petits mais efficaces maux d'estomac ! Arrêtez donc, avant de consommer du Maalox au goulot deux fois par jour.

Seul le très foncé et très italien vinaigre balsamique échappe à cette acidité. De plus, son goût nouveau et mode fera de vous une ménagère décidément toujours dans la tendance.

Bien entendu, il ne fait pas grossir, faut pas non plus se transformer en ayatollah du régime.

LE PLAN DE STABILISATION

– Trois semaines de fiches-cuisine à garder toute la vie dans une enveloppe sous votre pile de torchons.

– Les gestes du jour à effectuer pour rester tonique et ferme.

– Mes conseils beauté, psycho, look pour se sentir belle et intelligente !

Femmes, hommes, enfants
Mode d'emploi d'une diététique gaie, colorée, à faire seule ou à plusieurs, ludique et pédagogique.
Vous en rêviez, je vous l'ai mise au point.

PREMIÈRE SEMAINE DE STABILISATION

Lundi

Avant même de vous lever, vous allez vous poser la seule vraie question importante durant la stabilisation : « Comment vais-je aujourd'hui ? »

Bien. Vous allez forcément bien, car vous venez de gagner la première manche d'un jeu en deux sets : fondre et rester mince.

Donc ne dites plus jamais :

« Il faut que je pense à m'inscrire à la gym », mais… « Chéri, j'ai un truc à te dire, ce soir c'est toi qui gardes Petit Pierrot, je ne reviens du Gymclub qu'à huit heures. » (Vlan, le coup de la femme libérée, ça le fait toujours.)

Bon, attaquons le gros du boulot, le plan alimentaire et volontaire de la journée.

LE RÉVEIL

Avant de mettre le pied au bas du matelas, on boit son grand verre d'eau resté à température ambiante (transit, lavement de tout le corps = élimination des toxines).

Ne déboulez pas dans la cuisine comme une buse enivrée à l'idée de vous faire un café fort en goût ou un thé noir. Non, plus jamais ça.

On n'avale pas du thé ou du café l'estomac vide. Pourquoi ? Parce qu'ils sont nos pires ennemis dès onze heures du matin : ils créent et accentuent les fringales. Vous n'êtes pas vraiment là pour manger deux fois plus ! En plus, ils laminent la peau de l'intestin, et sont les assassins de l'équilibre de notre vésicule biliaire.

Ne vous jetez pas non plus sur la boîte de corn flakes (gras, sucrés, surchargés en calories, et pas des meilleures), mais préparez-vous plutôt « un petit déj' salé façon autrichienne troulalaïtou ».

MES ASTUCES

– N'oubliez jamais que l'amour et la cuisine sont les deux plus grands plaisirs sensuels de la vie. Vous devez pratiquer les deux avec la même assiduité. D'abord parce qu'une petite partie de jambes en l'air reste la plus agréable façon de perdre des calories, et qu'après l'effort le réconfort, au cœur de l'amoureux transi fait un bien considérable, donc en route pour un bon en-cas.

– Si vous êtes à la maison, en ménagères modernes et accomplies, je suis sûre que pendant que vous passez l'aspirateur d'une main, vous vous cousez une mini de l'autre (enfin en mini, je vous rappelle qu'il y a trois mois ça nous allait comme une crinoline à un hippopotame !). Pas de temps à perdre dans cette journée – pourtant ordinaire – pour cuisiner ? Cependant, il va falloir le trouver, ce fichu temps, c'est ca-pi-tal !

À partir de maintenant, les belles, tout ce que vous allez cuisiner doit être goûteux, savoureux, onctueux, tout doit respirer les odeurs fortes des herbes fraîches et rester équilibré. Une épreuve de force ? Pas du tout. Un maximum de goût, de fraîcheur, de qualité, pour un minimum de graisses et de sucres.

Prenez-vous pour les Jean-Pierre Coffe de votre quartier, après tout il dit beaucoup de choses très

justes : sans conserves, sans mauvais surgelés, sans gras brûlé, sans pâtisseries ni plats industriels, vous verrez comme votre corps saura vous remercier.

ALLEZ AU MARCHÉ

Avec votre grand panier d'osier, prenez le temps de regarder quel primeur a les plus beaux radis, celui qui donne dans la cucurbitacée, et celui qui se spécialise dans les salades et les fruits. Chacun a sa spécialité, achetez peu en quantité mais excellent en qualité. Et c'est là, mes petites cocottes de Normandie, de Marseille, de Strasbourg et du Sud-Ouest, que vous êtes, on peut le dire, odieusement avantagées, car vos étals de maraîchers sont merveilleux. Toutes les odeurs des volailles et des légumes se mêlent. Et pas que ça : les melons de Cavaillon jouxtent les tomates en branches ou romaines. Les petits pots de basilic se déversent dans les légumes de la ratatouille, les cèpes dégoulinent sur les œufs frais. Qui, ô miracle, ont vu des vrais culs de poule. Lesquels poules et poulets vous attendent plumés du matin, les pattes serrées et accrochées.

Le marché, c'est le festival du palais, ne vous en privez jamais. On ne cuisine jamais trop dans la vie, et croyez-moi, contrairement à ce que j'ai pu lire dans tous les autres livres de régimes de l'univers, cuisiner reste un des plus beaux actes culturels français. Ah mais…

Vous choisirez avec le même soin un boucher-charcutier, qui vous coupera les meilleurs morceaux de veau, de bœuf, de porc maigres et tendres.

Si, comme moi, vous n'êtes pas forcément tous les jours chez le boucher, vous allez au moins trois fois

par semaine chez le poissonnier. On ne va pas chez le poissonnier comme on va au bureau, tous les jours à la même heure, qu'il pleuve, qu'il vente ou qu'il neige. Non, il ne s'agit pas là de rendement mais une fois de plus de bonne qualité. De bonne chère.

Donc on ne va sûrement pas se gaver de saumon élevé industriellement et poussé trop vite aux farines très peu catholiques.

On ne va pas non plus avaler des crustacés comme des pelleteuses toute l'année. Non. Le crustacé (aliment aphrodisiaque, enfin pas tant que le Viagra et encore plus cher) ne se consomme que les mois en R : de septembre à fin avril. Sinon il est laiteux, épais, sans goût et à risque (d'hépatite).

En ce qui concerne les poissons à chair blanche dont nous faisons grande consommation, pas de restrictions, hein, les filles ! Vous demandez bien à votre poissonnier quels sont ses jours d'arrivage. Achetez le plus frais possible : pêche du matin, consommation midi ou soir en ayant le moins bougé possible.

Le plan de la journée :

Petit déjeuner

– 1 citron pressé,

ou 1 orange,

ou 1 tranche d'ananas frais (jamais de boîte, les filles, vous n'en ouvrez même plus pour Kador le chien, alors !),

ou 1 kiwi,

ou 1 petite pomme cuite au four, sans adjonction de sucre (dans du papier sulfurisé).

Vous toutes qui, malgré les campagnes de pub ruineuses, continuez de vous enfumer la vie avez

un besoin impérieux et quotidien de vitamines C, car à tirer sur la cigarette on puise dans ses réserves. Croyez-moi, vous finirez les os poreux, en plus d'une haleine de cow-boy et de poumons de mineur de fond.

Mais, je vous rassure, les filles, tout le monde a besoin d'un fruit par jour. C'est comme ça, et le fructose (= sucre contenu dans les fruits) n'est pas du tout mauvais, consommé à petite dose.

– 1 café : seulement si c'est un arabica doux, les meilleurs viennent de Colombie, ou 1 thé : demandez à votre détaillant le meilleur mélange breakfast, le plus léger s'entend.

– Ensuite, 2 biscottes, il y a de plus en plus de boulangers qui font cuire eux-mêmes leurs biscottes, achetez-les. C'est une véritable « madeleine de Proust » pour nos palais en quête de saveurs authentiques. Sinon en sachet, les plus naturelles possible, au blé dur, au son. Évitez de vous flageller (de grâce), sauf cas médical précis, je vous interdis les « sans adjonction de sel ».

– 1 tranche de dinde (coupée dans du jambon de dinde),

ou 1 tranche de blanc de poulet,

ou 1 tranche fine de saumon fumé (pas tous les jours),

ou 1 œuf : coque, dur, brouillé (sans matière grasse dans le fond de votre Téfal, achetée anti-adhésive).

MATIÈRE GRASSE SUR VOS BISCOTTES

Si vous êtes déjà très sûre de vous, de votre poids, et ne craignez plus aucun démon car vous les avez tous entièrement terrassés, alors vous pouvez retartiner vos biscottes de vrai beurre. Pas une motte de beurre coupée en deux par tartine. Non. Un peu, bien étalé (il ne faut pas l'utiliser trop mou), c'est suffisant et nécessaire. Riche en vitamine E, le beurre est excellent à raison de dix à quinze grammes quotidiens pour la peau et les yeux. Donc on en reprend dès que l'on se sent capable de ne pas lécher la plaquette.

Celui des Deux-Sèvres est plus sec et plus fin que le normand. Désolée, amies bigoudens, mais le vôtre est le plus lourd en bouche, et salé en plus.

LA FRINGALE

Onze heures et demie, à la maison, au bureau…

Est-ce que vous avez les bons réflexes, les filles ? Ne dites plus jamais : « Tiens, il est onze heures et demie, où est mon yaourt bulgare, c'est l'heure ! » Mais dites plutôt : « Magnifique, je ne sais même pas l'heure qu'il peut être. » À ce propos, les filles, ne portez plus de montre au poignet le temps de la stabilisation. Votre estomac n'est pas votre patron, il ne connaît pas l'équation : temps + rendement = efficacité. Vous allez très vite constater que vous n'avez pas faim, comme vous le pensiez en regardant vos aiguilles toutes les trois heures. Vous n'êtes ni un nourrisson ni un petit veau à gaver. Laissez-vous guider par votre propre sagesse et vous verrez que l'on a réellement faim deux à trois fois par jour (notez-le bien sur votre petit cahier). Point barre. Oui, mais là je veux que vous vous régaliez, que manger ne soit que plaisir, joie, bonheur, bonne humeur, partage.

Attention que cette collation de onze heures et demie ne soit pas un ouvre-boîte à appétit de yéti ! Mais si vraiment vous ne pouvez pas vous en passer, surtout ne culpabilisez pas. Après tout, vous préférez peut-être faire cinq petits repas que deux ou trois roboratifs (dans les conditions fixées par la stabilisation).

Alors ayez toujours chez vous, ou au bureau, un bon gros kilo de fromage blanc à 20 % de matière grasse, soit 3 % à peine de matières grasses sèches, car le fromage blanc, c'est avant tout 60 % d'eau. Vous ne le sucrez surtout pas au faux sucre qui ne sert qu'à ouvrir l'appétit. Mais au poivre, sel et fines herbes fraîches (je ne vous recommanderai jamais assez la ciboulette).

Déjeuner

– 1 belle assiette de crudités à la vinaigrette (huile d'olive + vinaigre balsamique).

– 1 belle escalope de veau grillée de 120 g avec 1 pomme de terre au four.

– 1 compote de pommes maison, à la cannelle non resucrée. La valeur d'une tasse à thé.

Toujours pareil, les filles : si vraiment la vie est triste et longue comme une journée sans pain, si vous n'en prenez pas à tous les repas, mangez-en. Une tranche de pain complet le midi, au son le soir… Vous alternez tous les pains de farine non blanche à chaque repas.

Faites tout ce qui est en votre pouvoir pour ne jamais déjeuner seule : comme on vient de le voir, manger est un immense plaisir sensuel de la vie dont personne ne peut ni ne doit se priver. Alors partager son déjeuner, ça veut dire convivialité, générosité. Et n'étaient-ce pas vos deux plus belles qualités avant de mincir ? Alors gardez-les, que diable, elles font votre différence, votre personnalité.

Si, toutefois, vous ne pouvez pas être à « plusieurs le midi » – parce que vous êtes comme moi, une femme qui travaille à la maison –, j'ai trouvé une vraie solution de rechange. Bien sûr, vous pouvez inviter une copine à vous rejoindre pour le déjeuner le plus souvent possible, mais surtout pour tous les jours, après le marché, installez-vous un vrai couvert très correctement dressé. Nappe, assiette et serviette soignées. Une petite fleur, le programme de la mi-journée que vous préférez : musique classique, télé, jeu radio… tout ce qui vous décontracte le mieux.

Bien déjeuner et rester mince, c'est ne subir aucun stress en mangeant, mais aussi se reposer ne serait-ce qu'un quart d'heure après le déjeuner. À la maison, on fait la sieste, au bureau on étire son grand corps, jambes et bras, avant de reprendre une quelconque activité. Fermez les yeux. Faites le vide en repensant à ce qui vous est le plus agréable et vous vous réveillerez au monde pour un après-midi décontracté.

N'adressez plus jamais la parole à quelqu'un qui rit de vous parce que tous les après-midi vous dormez trois quarts d'heure. Faire la sieste n'est pas une preuve flagrante de fainéantise, au contraire : c'est comprendre son corps, l'écouter, et savoir qu'il a besoin de recharger ses accus dans la journée pour digérer tout ce qu'il a déjà subi, et tout ce qui reste à affronter le soir : sorties, copains-copines, bonhomme, Petit Pierrot, boulot de ménagère et soucis de midinette, telle va notre tête dès huit heures du soir…

Retenez donc cette règle : Je dors, donc je maigris.

Dormir fait maigrir, parce qu'on assimile en digérant de la meilleure façon possible tous les bienfaits des aliments consommés. En gros, nous prenons les bonnes calories et éliminons les toxines et mauvaises choses comme les sucres rapides et les graisses.

Il n'y a rien de plus faux que le vieil adage : « Qui dort dîne ! »

Demandez aux femmes qui ont des métiers à hautes responsabilités et à horaires décalés, comme les infirmières, les médecins, les ingénieurs de grandes firmes ou les hôtesses de l'air, à quel moment elles mangent le plus : quand elles sont au bout du rouleau, rongées par les soucis et le stress.

Repos et quiétude sont avec la sieste les vraies mamelles de l'équilibre pondéral.

– 2 biscuits (Céréal, Gerblé) + 1 tasse de thé léger ou de café léger ou 1 petite tasse de compote de fruits maison sans sucre ajouté. Aux abricots c'est pas mal, avec 1 biscotte + café ou thé léger.

Pas de jus de fruits industriel en boîte ou en bouteille plastique, si vous en désirez un plutôt que manger pressez donc une orange ou mangez-la en quartiers.

Attention, il en va du goûter comme de l'en-cas de onze heures et demie, vous savez que je n'en suis absolument pas fan. Vous n'en avez pas besoin et vous le savez, prenez plutôt ce plan de goûter pour Petit Pierrot. Ou vraiment si vous craquez après une réunion marathon avec des Mexicains auxquels vous vendez de la tequila.

ET L'APÉRO ?

Quelle qu'ait été votre occupation de la journée, et quoi que vous fassiez ce soir, il est dix-neuf heures quarante-cinq, vous vous sentez vannée, fourbue, exsangue, flapie... Normal, vous l'êtes. Attention, c'est le moment ou jamais de mettre votre rotative Volonté sur trois mille volts.

Vous ne craquerez à aucune des images fantasmatiques qui vous hantent : saucissons et paris-brest virevoltent dans votre tête. Vous êtes dans un état proche du mirage, voyez-vous.

Vous ne mangerez donc plus jamais trois rondelles de saucisson sec ou à l'ail, ni deux tartines de tarama couchées l'une sur l'autre en sandwich, ni quatre poignées de cacahuètes et autres biscuits à apéritif, ni cinq Pepito accompagnés d'un Coca, ni même une tablette de chocolat au lait avec amandes et raisins !

Non, rien de tout ça ne vous est permis pour le moment, et même jamais. Je vous rassure, les filles, tout ça m'est interdit aussi, et depuis bien plus longtemps que vous. Tellement de temps maintenant que non seulement cela ne me tente plus du tout, mais bien plus, je trouve cette nourriture particulièrement puérile, écœurante. L'idée même que mon bonhomme me voie le nez plongé dans le Nutella et les doigts pleins de chocolat à la noisette me fait frémir... et mon glamour, alors ?

Et votre glamour, les filles ? Votre ligne impeccable, votre absence de rondeur du ventre, votre délié de l'épaule, votre double menton envolé et votre mythique 38/40 revenu, vous n'allez tout de même pas foutre tout ça en l'air pour une louche de tapenade. Volonté quand tu nous tiens... gardenous bien.

Juste avant huit heures, un bon grand verre de jus de tomate même bien assaisonné, des petits légumes frais coupés + une sauce au yaourt maigre aux herbes. Ça, c'est palace. Et c'est permis.

Prenez une bonne douche ou un bon bain. Changez de vêtements. La vie le soir, détendue, calme, ou de sortie, brillante et pailletée, doit être résolument différenciée de la vie suractive de la journée. Soyez vous-même, brillez même à la maison, encore plus si vous sortez. Ne lorgnez plus sur les autres, puisque c'est vous le centre des regards et c'est pas si mal d'être reluquée par les mecs et jalousée par les quilles à la vanille.

Dîner

– 6 gambas grillées. Sans adjonction de matière grasse (même pas d'huile : cuisson au gril), ou en brochettes, piquez-en trois par bâton de bois avec un quart de tomate fraîche entre les crustacés.

– 100 g de pâtes fraîches (moins de 2 minutes de cuisson), soit une belle assiette creuse, avec basilic, plus tomates en purée (la valeur d'une cuiller à café) ainsi qu'un zeste d'huile d'olive, du poivre et du sel tout frais moulus.

– 1 yaourt maigre aux fruits et sucré, ou au lait entier mais nature et sans adjonction de sucre.

Buvez autant d'eau que vous le désirez mais avant ou après le repas. Minimum un quart d'heure avant ou après.

Vous venez de vivre une journée formidable, où vous vous êtes montrée époustouflante. Il est tard maintenant, soyez donc ébouriffante avec votre bonhomme, ou profitez de votre forme exceptionnelle, de votre teint de pêche, et de votre vitalité de femme inuit (Björk, en gros) pour faire une victime consentante. Vous verrez qu'en plus vous le garderez, grâce à votre recette de poulet au thym grillé, votre nouvel homme.

Bon, on ne va pas aller se coucher inutile non plus, les cocottes. Si vous n'avez pas encore fait un seul effort physique de la journée, il est plus que temps de s'y mettre. Je suis d'accord avec vous, plus vous vous y mettrez tardivement plus cela vous semblera douloureux.

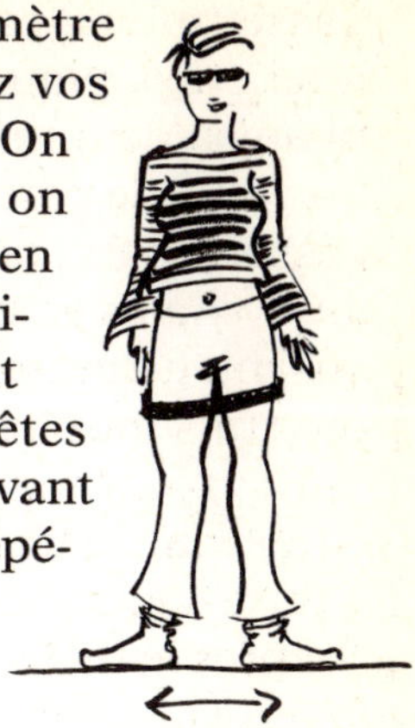

– Prenez un gros élastique, 1 mètre environ. Faites un nœud. Passez vos deux jambes dans l'élastique. On écarte, on ferme. On écarte, on ferme. Oui, c'est ça, ça fait du bien là où ça fait mal : fessiers en particulier + creux des cuisses, il était temps, regardez comme vous êtes flasque ! Croyez celle qui a sué avant vous, ça se rattrape très bien. Répétez le geste magique 50 fois si vous n'êtes pas au bord de l'apoplexie, sinon on commence par 35 fois.

– Prenez un dictionnaire dans chaque main, tenez-les bien fermement (je vous l'accorde : encore faut-il posséder deux dictionnaires) et montez les bras parallèles jusqu'au-dessus de la tête en inspirant. Redescendez les bras et les dictionnaires en expirant. Pareil 50 fois, moins si vous pensez les faire tomber avant.

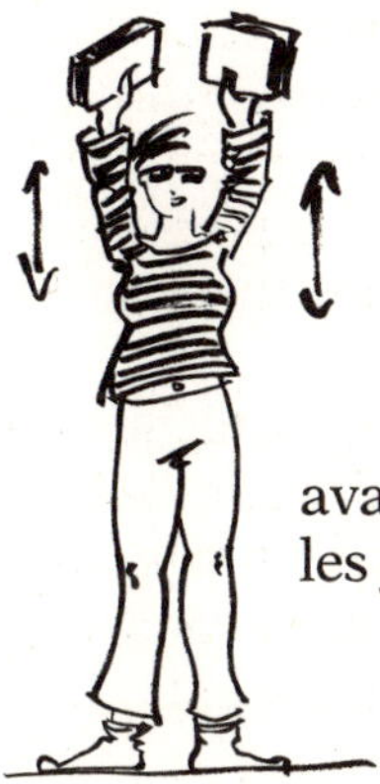

Maintenant, au dodo et si vous êtes en nage, prenez une douche avant. Finissez-la froide sur les seins et les jambes, je sais, il n'est plus l'heure de souffrir, mais pour être belle, l'effort ne connaît lui non plus pas d'horaire.

Fermez les yeux, et faites le bilan positif de toute la journée :

Côté boulot, vous avez résolu « fingers in the nose » le problème d'exportation de la tequila de vos Mexicains, côté bouffe, vous avez très bien déjeuné et dîné sans craquer, en regoûtant vraiment les saveurs de la vie. Vous avez fait votre petite gym, et assuré « à mort » avec Philippe à la photocopieuse en lui apprenant que vous étiez en avance d'une aventure de Dilbert sur lui. Même si vous ne comprenez pas ce que vous dites, parlez à tout va, ça le fait à fond sur tous les mecs qui se prennent pour Bill Gates (le vrai patron de Windows).

1re SEMAINE

Lundi

Petit déjeuner

1 citron pressé, ou 1 orange
ou 1 tranche d'ananas frais ou 1 kiwi
ou 1 petite pomme cuite au four sans sucre
1 café léger ou 1 thé léger
2 biscottes avec un peu de beurre gratté
1 tranche de dinde ou 1 tranche de blanc
de poulet ou 1 tranche fine de saumon fumé ou 1 œuf
(coque, dur, brouillé, sans matière grasse)

En-cas de onze heures et demie

1 yaourt bulgare
ou 1 bol de fromage blanc à 20 %
aux fines herbes

Déjeuner

1 belle assiette de crudités à la vinaigrette
1 escalope de veau grillée de 120 g
avec 1 pomme de terre au four
1 compote de pommes maison à la cannelle,
sans sucre

Goûter

2 biscuits de régime
ou 1 petite tasse de compote maison
sans sucre avec 1 biscotte
1 tasse de thé léger ou de café léger

Dîner

6 gambas grillées sans matière grasse
100 g de pâtes fraîches avec basilic et purée de tomates
1 yaourt maigre aux fruits
ou 1 yaourt au lait entier sans sucre

Mardi

Même réveil harmonieux, face au jour, et on se lève après son verre d'eau. On ouvre les battants de sa fenêtre, on gonfle ses poumons. On inspire, on expire, c'est une véritable prière au jour naissant. On referme la fenêtre au bout de dix inspirations/expirations. On trottine comme une femelle cabri jusqu'à son pèse-personne, et là… le beau rêve se transforme en affreux cauchemar.

Pourquoi ? Parce que vous n'avez pas perdu un gramme hier.

Pis encore, vous avez repris entre trois cents et cinq cents grammes.

Vous voulez que je vous dise quelque chose ? C'est normal.

Vous entamez votre période de stabilisation, qui veut bien dire ce qu'elle veut dire. On ne change plus. On a le fléau de la balance comme une mer d'huile. C'est à votre volonté de prendre le pas sur votre pseudo-blues de la stabilisation. Vous avez trouvé votre vrai poids, vous vous devez d'y rester. Point barre. Ne cherchez surtout plus à maigrir, mais à retrouver votre véritable équilibre dans le plaisir d'une vie saine. *Mens sana in corpore sano.*

Vous serez bientôt aussi appétissante, solide, saine et belle qu'une publicité pour les Stimorol.

Si vous avez repris un chouia de poids, c'est également tout ce qu'il y a de plus normal. C'est même le lot de 90 % des cas de la première étape de la stabilisation, on reprend un peu de poids la première semaine que l'on reperd dès la seconde. Une fois ce nouveau poids atteint, il ne faut plus en bouger, d'ailleurs si vous ne forcez pas le destin il ne bougera plus.

Vous avez trouvé votre rapport poids/taille parfait, c'est l'équilibre.

Vous vous promettez de ne plus remonter sur votre balance avant vendredi. Juré, craché, parole tenue. Détendez-vous les nerfs au niveau du pèse-personne, c'est impératif.

Une fois descendue de votre balance, vous avez l'impression d'être un cachalot échoué sur votre banquette en moleskine. Mais non ! Regardez la réalité en face et dites-vous que vous êtes étincelante, jeune et dynamique, voire pétillante, ensorcelante... Mais pour voir tout ça, enfoui au fond de vous et avant votre premier café, il faut, je l'avoue, beaucoup d'objectivité.

L'OBJECTIVITÉ

Comme la volonté, il va vous en falloir, et beaucoup pour vous voir avec toutes vos nouvelles qualités mises en exergue. Constatez, non sans plaisir, tous les efforts que vous avez accomplis pour en arriver là. Mieux que ça, l'objectivité vous aide aussi à mesurer tout le chemin qui reste à parcourir pour que vous soyez totalement au top :

– Gym à ne louper sous aucun prétexte,

– Plan alimentaire à suivre jusqu'à arrêt complet de l'aiguille de la balance,

– Look impec obligé.

Et surtout, et toujours : vous d'abord. Laissez-vous passer en premier dans votre vie. La belle qu'on regarde et dont on veut piquer le tailleur et le blush, c'est vous. Pour l'éclat du sourire et du teint, je vous ai tout dit : bouillon de poireau trois jours par semaine (encore pendant les deux premières semaines de stabilisation) pour éliminer tout ce qui vous brouillait.

Je sais, je viens de vous en dire un peu beaucoup pour un matin. Mais y a des jours comme ça, il faut faire le point.

Dites-vous bien, mes cocottes, que je ne vous le redirai pas tous les jours.

Retenez juste pour aujourd'hui : « Volonté, Objectivité, Moi d'abord sont les lignes de chance de ma stabilisation. » C'est pas du *Cosmo*, ça, les filles ?

Petit déjeuner

– Votre habituel agrume pressé sans adjonction de sucre

ou 1 petite compote maison à la cannelle, pommes, abricots/pommes, poires/bananes. La valeur d'une tasse à thé.

– 2 biscottes.

– 1 tranche de blanc de poulet, dinde, jambon maigre, poisson fumé. Au choix.

– 1 thé léger ou 1 café léger.

DRAGUEZ AU BUREAU

Et pourquoi pas, je vous le demande un peu ? Ne vous cachez pas derrière votre pile de dossiers, vous rêvez de l'avoir rien qu'à vous, Philippe, l'incrusté de la photocopieuse.

Je sais, la chair est faible, pour moi comme pour vous, les cocottes, et les tentations multiples. Autant hier nous avons rejoué *Le Festin de Babette*, autant aujourd'hui il faut s'arrêter sur l'autre moteur de notre vie : les bonshommes.

Or, votre drame – que je partage peut-être encore mieux que les autres –, c'est que nous avons toujours boxé dans la cour des grosses rigolotes. De celles que l'on invite aux goûters de la boîte et même aux soirées pour garantir ambiance et bonne humeur. C'est vrai, admettons-le, on n'est jamais en panne d'un nez rouge, on tuerait père et mère pour un bon mot. On n'a jamais eu aucun complexe à porter des Doc Marten's en vernis jaune, pendant que les autres se dévissent le cul en talons hauts. On a toujours répondu présente – avec une assiduité confondante – dès qu'une de nos camarades avait le cœur brisé par un de ces salauds de phallocrates de machistes, très souvent celui qu'on avait repéré pour nous-même. Et je vous passe tous les poncifs liés à la grosse rigolote qui rit toujours, n'a pas de soucis, surtout pas d'apparence, qui bouffe des frites en trouvant la vie moins injuste comme ça. La grosse rigolote que nous sommes a transformé depuis belle lurette le salon de son F2 en banquette-lit pour copains échoués et copines en analyse à l'heure du goûter. La bonne grosse cuisine, tartine, essuie les larmes, écoute les diverses doléances des uns et des autres et ne parle jamais, la grosse rigolote est une tombe, elle organise les week-ends, ne souffre d'aucune fatigue morale ou physique puisque pour elle le physique ne compte pas (comprenne qui pourra la logique des maigres !), la grosse rigolote n'a pas de vie privée – forcément –, elle est perpétuellement disponible, donc on sonne chez elle quand on le souhaite, jamais quand elle le veut. La grosse rigolote est la meilleure copine de la moitié de l'univers et de la banlieue. Un jour, la grosse rigolote, c'est plus ses kilos de trop autour des fesses qui la font flipper, ce sont les autres qui deviennent l'enfer. Voilà la grosse rigolote devenue existentialiste sartrienne, elle se doit donc de maigrir, les artistes maudits sont comme des rats d'égout efflanqués. La grosse rigolote a surtout le cœur qui étouffe devant tant de mépris à son égard, bien avant de se sentir trop serrée dans son 501.

Si vous avez vécu ça, je vous conseille de découper cette page, et de la poser nonchalamment là où tout le monde pose ses yeux. Vous voilà maintenant amincie, belle et rayonnante dans votre tailleur de Kookaïette que les filles du bureau vous arracheraient bien des fesses. Plus loin que ça, vous avez parfaitement défini votre territoire, si on veut vous voir un soir, on vous passe d'abord un gentil petit coup de bigo avant. Vous n'y êtes pour personne quand vous vous avalez votre bouillon de poireau, votre gym, votre demi-heure de sieste sacrée. On vous respecte, autant que vous l'avez vous toujours fait à l'égard des autres. Je sais, ça leur fait encore tout bizarre. On vous pense d'une humeur de dogue. Non. Vous êtes enfin vous, pour la première fois de votre vie.

Ça fait tellement de bien de vivre à son propre rythme sans se forcer, sans être en perpétuelle représentation.

Justement, puisque vous êtes vous-mêmes, mes cocottes, demandez-vous comment vous perçoit Philippe-le-maniaque-de-la-photocopie. Il y passe tellement de temps qu'on pourrait se demander s'il a seulement un jour compris son maniement.

Vous vous sentez parfaitement bien, détendue. Vous n'allez ni l'agresser sur la couleur de sa surchemise pendouillante à carreaux ni sur la largeur de son baggy. Non. Pas plus que vous allez le faire se tortiller comme un ver de terre en lui racontant la dernière mésaventure de Dilbert partageant sa chambre du NAB avec son pote ronfleur (il est urgent maintenant que vous appreniez par cœur qui est Dilbert). Vous n'allez pas non plus utiliser tout ce qui est éculé, du genre le coup de la panne d'encre, laissez ça à Bénédicte.

Non. Vous n'allez rien faire, laisser agir, comme jadis vous laissiez monter la pâte à crêpes. Une chose est certaine, en ce moment vous ne laissez personne indifférent. Ça existe donc des gens qui se fixent des objectifs de folie et qui s'y tiennent ?

C'est vrai que votre Philippe va vous regarder avec le même égarement mental que celui de Pierce Brosnan devant le premier Martien de *Mars Attacks*.

Enquillez tout de suite en lui demandant ce qu'il prend de si bonne heure pour être déjà aussi halluciné. Je ne vous ai pas demandé de perdre votre naturel non plus. Moi-même je le conserve jalousement. On ne devient pas mince et neurasthénique, mais on profite de son excellent caractère pour être une belle plante drôle en plus (oui, les grosses sont rigolotes, mais les minces drôles c'est plus chic, voir Valérie Lemercier).

Là il entame une conversation, s'il a encore toutes ses facultés physiques et mentales, sur sa foutue dépendance à lui à la Marlboro, au whisky, ou plus intime mais pas facile à aborder : à son appétit sexuel insatiable (je vous le souhaite après tout)... Bref, il faut que votre entrevue autour de la machine de « l'autre monde » se finisse par un truc du style « Non, mais je vois très bien de quoi tu veux parler, on en rediscute ce soir chez Mimile » (affreux bougnat qui sert de cantine à tous vos collègues et à vous-même !). C'est ça, vous en reparlerez ce soir. Bien entendu d'ici à dix-neuf heures inutile de vous demander où sont les bons de commande de tequila pour les Mexicains. Vous n'y êtes plus du tout, à peine si vous vous souvenez dans un éclair que vous êtes déjà mariée ou fiancée, si vous avez un prénom, si ce soir c'était votre premier rendez-vous au Gymclub.

Vous fermez furtivement la porte de votre bureau, la glace en pied que vous avez passé votre vie à oublier vous apparaît alors comme un enchantement ou presque. Mais qu'est-ce que c'est que cette protubérance vers l'avant juste en dessous de la ceinture ? C'est votre ceinture justement qui est trop serrée, hop au cran d'après. Zut, toujours pareil. Alors c'est votre body qui s'est dégrafé, le lâche, et remonte en tapon tout autour de votre taille juste au niveau de votre zip. Même pas, pour une fois il est resté tranquillement à sa place. Alors quoi, nous ne sommes décidément pas plates comme des Jane Birkin ? Non. C'est comme ça. Quoi que nous fassions, vous et moi, quel que soit le régime fibres, protéines auquel nous nous livrions, nous aurons toujours ce je-ne-sais-quoi qui nous plombe la silhouette à mi-chemin entre le haut et le bas. Inutile de se mettre la rate au court-bouillon, c'est moi qui vous le dis. Vous avez de longs bras fins parfaits, un ovale de visage de madone, des jambes bien moins flasques que celles de votre copine Bénédicte. Mais comme tout un chacun, votre corps se laisse aller à un défaut qui vous rend touchante et humaine (pas trop non plus !) : un petit bidon. Vous ferez avec, ce soir, comme depuis toujours d'ailleurs, plus que ce dernier souci à peaufiner et de toute façon vous portez, prudente que vous êtes, une veste bien cintrée dans le dos, mais longue. On peut avoir une taille très fine et marquée, et un bon ventre.

Tenez bon, mangez normalement à midi, sans sauter le repas, pitié pour votre équilibre ! Je vous comprends très bien, vous êtes déjà en train de vous dire que si vous sirotez un petit apéro ce soir vous n'allez pas en plus vous gaver à midi. Avec moi et pendant la stabilisation, on déguste, on ne se gave pas. Et ce soir, pour voir la vie gaie et rose genre « Amour, Gloire et Beauté », un bon verre de lalande-de-pomerol (ou du bordeaux de votre choix, à moins que décidément l'alcool et vous ça ne la fasse pas, alors là un verre de jus de tomate).

En-cas de onze heures et demie

– 1 yaourt bulgare
ou 1 petite tasse à café de compote maison
ou 1 kiwi
ou 2 galettes de riz au Saint-Môret léger.
Pas plus.

Entre-temps bien évidemment on vide son litre et demi de jus de poireau, encore un jour et c'est fini (on recommencera une dernière fois lundi et mardi prochain).

Aïe, aïe, aïe, l'heure tourne et bien moins vite que vos idées les plus débiles. Et s'il avait voulu me voir pour me reparler de Bénédicte ? Et s'il voulait me demander d'héberger son pote de Marseille, et si c'était pour se plaindre de sa condition de célib' brimé dans cette vie où tout vous rappelle que si vous n'êtes pas deux vous ne valez pas un clou ? Et j'en passe sur ces conversations façon test pour *Jeune et Jolie*.

C'est pas le moment de vous laisser étourdir, prenez votre bloc-notes et regardez tout de suite quand vous allez caler la gym dans cet emploi du temps de Spice Girl.

Déjeuner

– 1 assiette de haricots verts vinaigrette légère.

– 150 g de poisson blanc en papillote, ou grillé, ou au four sans adjonction de matière grasse + 100 g de riz complet, ou 70 g de pâtes fraîches, ou 2 belles tomates cuites au four, ou 3 bâtons d'endives cuites à la vapeur.

– 1 tranche de pain complet, si vous menacez de tomber d'inanition.

– 1 pêche, ou 2 abricots, ou 1 yaourt maigre.

On boit avant ou après manger pour ne pas gonfler comme un bignou.

On ne prend ni thé ni café, abominables déclencheurs de fringales.

SIESTE

Bon gré mal gré on s'allonge pour la sieste. Comptez les photocopieuses, les Dilbert en pâmoison devant vous et vous ne tarderez pas à vous endormir, c'est moi qui vous le dis. Le Dilbert a des vertus reposantes injustement méconnues.

On réattaque l'après-midi les mains dans la trousse à make-up, la tête dans une nouvelle galaxie. Doucement sur le blush ! L'homme de la photocopieuse vous connaît et vous apprécie manifestement en grande plante fraîche un rien soins Clinique, il n'a pas envie de bavarder avec la couverture de *The Face* (magazine de mode anglais, spécialisé dans les maquillages vert, rouge et noir, c'est effrayant, surtout redessiné par vos mains inexpertes).

Renouvelez autant de fois que cela vous sera nécessaire votre petit exercice de relaxation. Fermez les yeux de dix à vingt secondes en fixant l'image qui vous détend le plus, comme les tempes sexy grises de George Clooney. Rouvrez tout doucement les yeux, expirez, et recommencez tant que vous pensez ne pas pouvoir tenir devant votre Brad Pitt de la photocopie. Il faut que vous alliez à votre rendez-vous en contrôlant aussi bien votre émotionnel que lorsque vous vous retrouvez face à un paris-brest à cinq heures et demie de l'après-midi.

Bon ça y est, il est l'heure. Vous ne tenez plus, vous arrivez en nage et la première chez Mimile en bas de votre bureau, notez il vous suit à deux pas trois enjambées. Et s'il pensait que vos jambes ressemblent à des saucisses de Morteau dans vos nouvelles Burlington longues que vous pensiez furieusement tendance ? Et si votre pointe de ventre se voyait de dos ? Et si votre couleur de cheveux lui rappelait sa belle-sœur qu'il déteste ? Et si...

À présent vous voilà en face de la bête, chacun d'un côté du cendrier Ricard et tous les deux au Perrier, il prétexte la présence d'un marteau piqueur dans la tête, signe extérieur de lendemain de cuite. Vous, bien entendu, vous ne dites rien.

Je vous rassure, il ne sait pas plus que vous où il en est. Il faut bien qu'il se jette à l'eau sans se noyer ni avoir l'air trop niais. Le travail et les perpétuelles vicissitudes créées par le bureau de la compta feront très bien l'affaire, pense-t-il (je vous reconseille de lire très vite Dilbert, si vous avez un fiancé branché informatique, com. business international... Bref, un gars qui se prend la tête sur le Net !).

Vous n'écoutez rien. Vous fermez les yeux. Il va vous embrasser, ça va arriver maintenant d'une seconde à l'autre, vous comptez jusqu'à cinq lentement et toujours rien, vous rouvrez les yeux stupéfaite, vous lui faites autant d'effet qu'un kilo de fromage blanc. Il vous demande embêté si vous ne souffrez pas d'une épouvantable conjonctivite due à votre écran de Mac. Vous ne souffrez d'aucune conjonctivite mais d'un tour de reins oui, à force de vous tortiller sur votre chaise de façon à vous rapprocher le plus possible de lui – en toute discrétion, bien entendu –, et surtout en vain puisqu'il ne se passe rien. Et soudain c'est l'effet magique stabilisation, les filles, il vous joue le grand jeu. Comme tout bonhomme qui se respecte, votre Kurt-Cobain-Daniel-Day-Lewis (pour faire court) vous sort tout à trac qu'il vous emmène en moto à l'autre bout de Paris, qu'il a trouvé un petit endroit chaleureux, cosy et bien secret du côté des quais du 13ᵉ. Toutes vos sirènes se mettent en état d'urgence. Comment monter sur son molossoïde en minijupe entravée ? Comment lui expliquer, s'il vous emmène chez Madame Françoise, meilleure table bougnate, que le coup de la cheminée avec la soupe de poix qui bout dedans ça le fait toujours bien entendu, mais que pour votre coup de fourchette c'est l'enfer !

Vous voilà dans le 13ᵉ arrondissement, vous échappez miraculeusement aux chinois beaucoup trop gras pour nous. C'est le principal, les filles, pas de chinois pendant la stabilisation, ni de couscous, ni d'italiens tous les soirs, pas de pagode de sushis non plus. Les chemins du paradis sont semés d'efforts insurmontables, de montagnes de légumes et de volailles. Défoulez-vous, hurlez que c'est injuste, je le sais, et c'est comme ça.

Vous voilà donc au petit bouchon de votre héros.

Dîner

– 1 belle assiette de crudités maison, sans adjonction de sauce.

– 1 quart de poulet grillé, plus 1 belle pomme de terre cuite au four, ou en purée, mais sans graisse.

– 1 salade de fruits frais.

Si possible pas de pain blanc de restaurant.

Dînez copieusement mais équilibré, vous prendrez un verre de vin dimanche pour fêter votre première semaine de stabilisation réussie et l'arrivée des deux tiroirs de chaussettes de l'homme de la photocopieuse dans votre vingt mètres carrés.

1re SEMAINE

Mardi

Petit déjeuner
1 agrume pressé sans sucre
ou 1 petite compote maison à la cannelle
2 biscottes
1 tranche de blanc de poulet, dinde,
jambon maigre ou poisson fumé
1 thé léger ou 1 café léger

En-cas de onze heures et demie
1 yaourt bulgare
ou 1 petite tasse à café de compote maison
ou 1 kiwi
ou 2 galettes de riz au Saint-Môret léger

Déjeuner
1 assiette de haricots verts avec une vinaigrette légère
150 g de poisson blanc sans matière grasse
100 g de riz complet ou 70 g de pâtes fraîches
ou 2 belles tomates cuites au four
ou 3 bâtons d'endives cuites à la vapeur
1 tranche de pain complet
1 pêche ou 2 abricots ou 1 yaourt maigre

Dîner
1 belle assiette de crudités sans sauce
1/4 de poulet grillé
1 belle pomme de terre cuite au four
ou en purée sans graisse
1 salade de fruits frais

Mercredi

Vous vous réveillez tout doucement, vous étendez votre grand corps de tout son long. Vous repoussez les longueurs de vos bras et jambes. Vous êtes un chat. Vous renouvelez l'opération, une fois sur le dos, une fois sur le ventre.

Vous avalez votre grand verre d'eau.

Vous visualisez votre journée dans son ensemble, autant sur le plan professionnel que personnel. Comment aller à l'essentiel sans se mettre la rate au court-bouillon. Vous savez que toutes les sources de stress sont des anti-minceurs garantis.

Vous avez mis votre réveil Mickey à sonner une demi-heure plus tôt que d'habitude pour aller au marché de votre rue. Courez-y. Une fois revenue, douchez-vous et finissez froid sur les jambes, le mou des dessous de bras et les seins. Ne vous habillez jamais pour le bureau avant d'avoir consommé votre petit déjeuner jusqu'à la lie, les filles. Pourquoi ? Parce que c'est comme ça dans la vie : le café n'aime que les vêtements propres, la confiture même sans sucre vient se jeter en paquet sur Notre Plus Belle Jupe.

Et la première crise de nerfs clôture logiquement les assauts des taches. On frotte, ça ne part pas, les auréoles arrivent, on sèche le tout au sèche-cheveux et on part travailler avec un chemisier au col brûlé et la jupe bigarrée de fraises et de cerises en compote !

Donc maintenant que le frigo est plein, il est temps de passer au petit déjeuner.

Petit déjeuner

– 1 petite tasse de compote de pommes maison.
– 2 biscottes « hand made » avec du beurre.
– 1 tranche de fromage maigre,
ou 1 verre de lait écrémé.
– 1 café léger ou 1 thé léger.
– 1 agrume pressé.

Surtout aujourd'hui on ne se pèse pas. De toute façon, les cocottes, si vous suivez le plan de stabilisation laissez-moi vous dire que vous allez très bien. Vous êtes légère, tonique, mais bien plus que ça encore... Aaaamoureuseeee... et beeeeellle !!!!

Vous ululez comme une mante religieuse : « Je vais bien, tout va bien. »

Vos respirations inspirations/expirations sont terminées, vous enfourchez votre sac bandoulière (qu'il faut changer très vite, les filles, rapport au retour de la tendance sac à poignées).

Dring... Dring téléphone, évidemment les affaires de cœur reprenant, vous pensez assez immodestement qu'il ne peut s'agir que de votre George Clooney (celui d'hier soir).

Patatras, vous vous prenez les jambes dans le fil du téléphone, vous vous cassez l'ongle de l'auriculaire, filez votre collant à cause de votre ongle, et tombez à côté de la banquette en tentant d'éviter votre lampe de chevet à pampilles.

« Allô, chérie ? C'est maman ! J'ai appelé hier soir jusqu'à onze heures et demie, tétéoù ? »

Horreur, malheur ! Ce n'est ni Philippe adoré ni votre meilleure copine à vie. Mais Madame votre mère.

Je sais, sa voix tonitruante, son air inquisiteur, son coup de fil passé à l'heure où elle sait que vous n'avez pas le temps de répondre, tout ça vous met hors de vous. C'est normal, alors une fois pour toutes sortez de vos gonds. Gueulez que vous existez, et bien, et sans elle. Ne pleurez pas, ne bramez pas à la mort, ne vous enfilez pas trois barres de Mars glacé. Mais envoyez votre mère se faire voir chez les Zapatistes.

Écoutez, les filles, si vous n'en avez pas encore tout à fait le courage, c'est moi qui vais me mettre en colère à votre place. Si vous avez un jour décidé en votre âme et conscience de vivre seule ou accompagnée, avec ou pas de progéniture, c'est que vous avez tout ce qui est requis pour devenir une adulte accomplie. Autant qu'elle. Elle n'a pas de leçon à vous donner. Juste des conseils, si, et seulement si, c'est vous qui lui demandez. L'éducation de Petit Pierrot, le repassage des chemises de Jean-Jacques et votre promotion au bureau ne sont que de votre ressort. Comme la déco de votre sweet home, et votre poids. Tout cela est de votre unique ressort. Parlons-en de vos soucis de poids ! Et s'ils étaient dus à 90 % à de vieilles scories névrotiques (dit comme ça, ça fait sérieux) que Madame Mère ne cesse de raviver ?

Voici les dix grands classiques que vous lui interdisez à tout jamais de vous servir à neuf heures du matin pour bousiller délibérément une journée dédiée au roucoulement à la photocopieuse :

1) Ta belle-sœur est tellement mince qu'elle s'habille au rayon enfant comme sa fille.

Vous savez enfin pourquoi elle a l'air d'une vieille petite fille avec sa salopette et ses Clarks taille 12 ans.

2) Si tu avais fait un effort à 20 ans, tu aurais épousé Alain de la Soupière, et tu ne serais pas obligée d'aller travailler comme une brute. Mais t'as jamais su te gendarmer sur le saucisson.

Jamais vous n'auriez épousé Alain de la Soupière, grand mou chauve bête et fils à papa. Vous avez horreur de la chasse dont il est friand et de son château où rien n'a changé depuis cent ans, sauf les rides de sa mère à lui.

3) C'est dommage que tu sois si ronde, tu as de jolis traits, un visage régulier.

Tout le contraire de Madame Mère qui n'a eu elle dans la répartition des cartes qu'une paire de fesses régulières et des seins comme deux pommes arrogantes, mais aussi le nez de Duguesclin et des mains de sorcière (je vous le concède, l'âge n'arrange rien). Chacune sa croix.

4) Tu sais, ma chérie, c'est joli d'être ronde à 30 ans, mais après tes genoux vont trinquer, ton dos va vriller, tu vas vieillir plus vite que ton âge. À ton époque, où tout le monde reste jeune, il est temps que tu te prennes en main.

Vous avez horreur de ces poupées de 60 ans qui ressemblent vaguement de-dos-dans-le-brouillard à de vieilles minettes essoufflées. Vos rondeurs sont votre différence, vous y tenez autant qu'à votre passeport, que vous perdez aussi régulièrement que votre bouée ventrale. Et retrouvez aussitôt ! (Enfin, avant mon plan de régime ± stabilisation.)

5) Tu sais, ma chérie, j'ai lu le nouveau régime mis au point par les journalistes du C... (interdit par mon attachée de presse qui a peur des représailles du journal de mode), elles ont toutes maigri sans se priver. Tu devrais essayer, perdre quatre, cinq kilos sans y penser, elles sont drôlement brillantes, ces filles-là.

Vous haïssez plus que tout les filles qui n'ont pas un gramme à perdre et qui passent leur vie à faire ceinture. C'est vrai, que veulent-elles prouver ? Que pour mettre au point un régime il faut être une vraie mince, elles seules sont détentrices de la recette magique, elles en sont la preuve vivante. Il y a maintenant huit ans que vous n'achetez plus le C... en avril, le mois où il titre : « Vos cinq kilos de trop envolés avant l'été. »

6) Tu sais, ma chérie, qu'avec ton petit embonpoint tu ressembles énormément à ton père.

Il y a quinze ans que Madame Mère et votre Petit Papa ne se parlent plus, votre mère ne pouvait vous dire chose plus perfide. Laissez-vous pousser la barbe, vous irez au thé dansant de Sevran à sa place, à Petit Papa. Je le crois pas, ça...

7) Tu sais, ma chérie, que maman ne pense qu'à toi, tu ne voudrais pas une sudisette ou un body perfect pour maigrir à la maison pour ton anniversaire ? Y a qu'à sa maman qu'on peut demander ça comme cadeau. Tu sais, chérie, une maman, ça comprend tout.

Madame Mère n'a jamais rien compris à votre sensibilité sauf à la heurter depuis trente-huit ans, justement. Vous ne lui avez rien demandé pour votre anniversaire car votre dressing regorge de ses présents : lampes à bronzer, cordes à sauter, informations, inscriptions et jogging en velours de Sonia Rykiel pour aller avec elle au Gymclub (!), vélo d'appartement... Toujours ciblés, ses cadeaux sont pour vous autant de griffes de chat qui vous arrachent la peau du cœur. Cette année vous ne voulez rien, et lui dites de verser à une association de réfugiés pakistanais ce qu'elle allait vous offrir. Elle éructe, elle ne rappellera que dans deux jours, des vraies vacances.

8) Tu sais, ma chérie, fais très attention, en allant chercher Petit Pierrot à l'école, à ce que ses petits amis ne lui disent pas que sa maman est trop ronde, enfin tu vois ce que je veux dire... ça lui ferait très

mal au cœur, il est aussi sensible que moi, ton fils. D'ailleurs, il me ressemble.

Hurlez que non. Votre fils ne ressemble qu'à lui, en tout cas surtout pas à une vieille chouette qui ne pense à son rôle de grand-mère qu'une fois les anniversaires et les étrennes passés. Lui il vous aime d'un amour pur, total, sans reproches ni vices. Jamais il n'aura honte que sa mère fasse du 44 et les autres du 38 parce qu'il ne voit que vous, et ses copains que vos goûters. Ce serait d'ailleurs plutôt les autres mères qui seraient jalouses de votre glamour inné de maman-fiancée.

9) Tu sais, ma chérie, je pars en thalasso, si tu veux je t'emmène avec moi, ça te dit ?

Non, zut, flûte, crotte, euh... merde. Non, ça ne vous dit pas, mais si jamais elle pouvait se noyer dans ses remous de boue putride, alors là vous croiriez d'un seul coup que le père Noël est le bon Dieu et que les thalasso ça sert. Sauf si on vous renvoie ses claquettes en non-tissé et son turban en mousse fuchsia.

10) Tu sais, ma chérie, je ne sais plus quoi dire ou faire pour t'aider à prendre conscience qu'il est temps de mincir...

Ne fais plus rien, nada, jamais. S'il y en a une des deux qui est consciente, c'est vous, consciente qu'elle est votre mère, que vous avez besoin d'air, qu'elle vous mine, que vous raccrochez, que votre journée est gâchée... Et que surtout vous ne voulez plus jamais entendre « chérie, tu sais »...

Bien. Il est dix heures moins le quart, vous êtes écarlate, au bord du suicide et de l'attaque d'apoplexie. Reprenez-vous tout de suite. Vous existez pour vous et ceux qui vous aiment pour de vrai.

Vous vous rassemblez. Même en pleurant, vous résistez à vos tentations anarchiques habituelles, les filles. Vous ne mangez pas pour vous calmer.

Lorsque votre voisin subit un dégât des eaux, il fait arranger le plafond de votre living-room (plâtres, peintures), il ne vous propose pas un lustre énorme et cache-misère. Votre estomac a largement autant de prix que votre plafond, ne le colmatez pas au cache-misère, nettoyez-le des dégâts que Madame Mère lui a causés.

Vous arrivez livide, ébouriffée, décontenancée au bureau. À cent lieues de penser à l'homme de la photocopieuse. Mais, l'effet magique de la stabilisation continuant, malgré Madame Mère, c'est votre Philippe-pour-la-vie qui vous repère.

« Ça ne va pas ? » L'homme se risque à une question existentielle dépassant très nettement ce pour quoi il est programmé.

« Si, ça va... Heu, non, ma mère j'en peux plus. Elle me fout en l'air tous les jours. Tu vois, j'ai beau essayer de me sortir de tous mes emmerdes toute seule, rien à faire, elle appuie bien là où ça fait mal, sans jamais se tromper. »

« Est-ce que tu sais ce qu'est un répondeur ? Je passe chez toi, je te l'installe, on choisit bien le message, le genre étouffe-belle-mère. Ça calme bien, en général. »

Pas possible, mes cocottes, vous n'en croyez pas vos oreilles, nez, yeux. L'homme parle, réfléchit, s'investit. Il vous aide, va venir chez vous, c'est le rempart absolu contre Madame Mère. Vous êtes touchée, coulée. Retournée, tourneboulée. Et si la vie était vraiment belle, radieuse, souriante, si pour une fois le bonheur vous allait bien mieux que votre teint de fumeuse de havanes ?

La simple pensée de voir le Philippe de votre vie chez vous sur votre banquette avec ses grandes jambes coincées entre votre pouf en moumoute et votre table basse indienne vous transporte dans l'autre monde.

En-cas de onze heures et demie

– 1 yaourt au goût bulgare
ou 1 kiwi
ou 1/2 banane.

Mais attention, il faut coûte que coûte déjeuner à treize heures.

Vous avez décidé d'être folle à lier jusqu'à ce soir et d'inviter papa (nom commun pour désigner tous les hommes de votre vie d'un jour) à déjeuner. Il va voir ce qu'il va voir.

Déjeuner

– 12 huîtres. (C'est l'aliment de l'amour, ne me demandez pas pourquoi, je pense qu'elles sont extraordinairement aphrodisiaques.) Surtout quand sur le point de les avaler elles quittent sauvagement leur fourchette pour se coller comme du Flubber sur votre veste de tailleur.

– 1/4 de camembert ou de brie. Si possible sans baguette ou pain blanc.

– 1 coupe de fraises fraîches, ou 2 rondelles d'ananas frais, ou 1 salade de fruits maison sans adjonction de sucre.

Même en compagnie de votre bonhomme du jour, il est indispensable de vous détendre un quart d'heure, vingt minutes avant vos activités de l'après-midi. Bon, je n'insiste pas, à vous de téléphoner à Lewinsky pour savoir comment tout ramollir sauf l'essentiel avant de vous remettre à l'ouvrage pour l'après-midi.

Vous ne devez pas passer un deuxième après-midi à ne rien faire, à rêvasser sur votre bureau en voyant la pile des dossiers « Tequila Mexicanos » vaciller sur leur socle. Au contraire, passez votre énergie à très bien travailler. Si vous ne pouvez pas vous concentrer sur une réflexion intellectuelle trop intense (vous êtes très physique depuis deux jours), rangez, pliez, nettoyez, faites le vide, jetez, triez, organisez vos tiroirs, votre armoire. Classez vos dossiers et purgez vos Macintosh. D'une pierre deux coups, les filles, vous avancez dans un ordre nouveau qui vous repose la vue et l'esprit, et ce tri salutaire vous permet de faire votre gym du jour sans vous en apercevoir et surtout en sachant que vous n'auriez pas accompli « vos gestes du jour » le soir.

Bon an mal an, comme dirait votre oncle Henri, vous passez l'après-midi à éternuer en rangeant vos effets personnels au dernier étage de votre placard.

Pas de goûter, si quand même.

Goûter

– 1 pomme

ou 1 bol de fromage blanc à 20 % de matière grasse avec 1 cuiller de confiture sans sucre.

– 1 boisson chaude non resucrée de votre choix.

Buvez de l'eau toute la journée : jamais glacée. Toujours par petites gorgées. 1 verre = 8 à 10 gorgées. Changez d'eau tout le temps, eaux de source en alternance avec eaux minérales.

Ça y est, la maison mère et votre département fraîchement racheté aux Mexicains grâce à votre talent ferment leurs solides portes jusqu'à demain. Au dodo, la photocopieuse. L'homme de votre vie du jour est à vous toute seule. Pour… Non ! Si ! La nuit.

Ne commencez pas à penser au pire, les filles. Non, vous n'avez pas qu'un affreux pyjama (cadeau de Madame Mère) pour dormir, oui, votre ensemble de lingerie de soie est propre. Non, vos bas de soie ne trempent pas dans votre bidet pendant que vos strings sèchent au-dessus de la cuvette des toilettes. Oui, il y a du papier à fleurs dans le dévidoir, non, il ne vous entendra pas faire pipi pendant qu'il branchera votre répondeur, non, vous ne puez plus le bouillon de poireau, vos cheveux sont éclatants, vos jambes, dessous de bras et maillot rasés de près... Non. Pas de crise d'hystérie, il ne va pas forcément vous culbuter dans l'ascenseur, il est certainement bien élevé. Oui, c'est possible que lui aussi pue la rillette du dessous de bras. Et alors ? Ce n'est pas pour ça qu'il n'est pas sensible, intelligent et encore plus craquant ! Il sait ce que c'est que bosser, avoir chaud, revenir poisseux chez soi et avoir besoin de dix minutes avant de parler autrement qu'en pilote automatique des Mexicains. Tout ce que vous vivez, votre bonhomme – comme tous les hommes – le ressent aussi, même les jambes lourdes, même la langue pâteuse et l'haleine chargée par le stress, le tabac et les mauvaises digestions.

Alors rassurées, les cocottes ? Toujours pas. Bon. Vous pensez – à juste titre – que vous êtes une femme : soit un paquet d'hormones soumis à d'irrationnelles influences : des choses aussi sexy que le treizième jour de votre cycle, le vingt-septième encore plus pénible. Vous seule au monde avez le ventre gonflé, des règles anarchiques et diluviennes. Vous dégoulinez lorsque cela vous arrive, vous plongez dans un état proche de l'encéphalo plat. Vous êtes une moule accrochée au rocher (votre couette). Des bubons vous défigurent, vos jambes triplent de volume, votre parfum (Chanel n° 5 depuis toujours, sans arriver pour autant à ressembler à Carole Bouquet, « connerie de pub à la con ») et votre make-up virent instantanément.

D'abord, les cocottes, nous en sommes toutes là. Femme fatale quinze jours, fatalement mère quinze jours, ainsi vont nos mois.

Deuzio, vous ne souffrez d'aucune injustice, non c'est la vie, profitez de vos meilleurs jours pour recevoir le soir, vous montrer jolie, joviale, et des autres pour travailler à la maison. Encore une fois nous secouons toutes nos tapis aux mêmes dates et courons après George Clooney les autres jours. Et puis je ne vous crois pas quand vous dites qu'il vous arrive tout ça ce soir.

Alors on se reprend, non on ne va pas ballonner comme un zeppelin après l'entrée du dîner.

Et allez, vous voilà déjà taraudée par une autre idée.

Plus vous êtes euphorique, plus vous avez faim. Mais pas lui bien sûr. Comme tous les hommes jeunes, beaux, minces, il ne se nourrit que de l'air du temps. La seule vision de votre bonhomme du jour avec de la mayonnaise lui dégoulinant sur le menton vous met le cœur au bord des lèvres. Et pourtant il doit bien avaler quelque chose de temps en temps. Évidemment, et « même que » il s'avère fin cordon-bleu, attention il va devenir indispensable à votre décor. Chaleureux comme votre bouillotte en forme de mille-pattes autochauffantes, et tonique comme votre réveil Mickey. Vous voilà revenus des courses avec le fameux engin, un répondeur. Qu'il branche seul, sans rien déranger, un sans-fausse note. Ça vous bluffe, la suprématie masculine en matière de high-tech, moi aussi. Voilà le moment d'enregistrer le message, vous aviez pensé à « Suis dans mon bain, vous rappelle après mes bulles ». Il vous a balayé votre idée d'un : « Bof, ringue, long, inutile. » Et prend l'engin en main : « Nous ne sommes pas là, à vous. » Vlan. Sec, sans bavure ni demi-mesure.

« Tu veux la paix, avec ce message, tu l'auras. Laisseront un message ceux qui veulent, les autres iront se faire voir. Quant à ta mère, prévois de la bande pour ses questions sur la subite mutation de ta voix. »

Vous êtes mé-du-sées, les cocottes. Tout ça n'a pris que dix bonnes minutes et déjà il est chez vous. Ça paie, l'effet régime + stabilisation.

Bon, c'est pas le moment de perdre les pédales et d'écouter sa voix en boucle sur votre répondeur, il vous prendrait pour une folle alors que vous n'êtes que raide dingue de lui, et il va vous falloir cuisiner pour vous deux.

N'en faites pas une montagne, lui aussi s'ouvre son William Saurin chez lui !

Génial, il vous aide. Écoutez sagement ses conseils de vieux célibat à qui on la fait pas sur la rapidité et la saveur des plateaux-télé dînatoires.

« Montre un peu ce que tu as dans ton fridge. Pas mal, plein de légumes, des œufs, du poulet, pas varié-varié mais sympathique, je me demande quand même s'il ne te pousse pas des plumes sous les bras : chaque fois qu'on se voit, c'est ça que tu manges, t'es fétichiste ou quoi ? »

Oui, bon d'accord vous voilà remise dans vos vingt mètres carrés. Mais ayez encore la lucidité de reconnaître qu'il ne manque pas de drôlerie, le bougre.

C'est le moment ou jamais de vous jeter à l'eau et de lui parler, mais alors sur le même ton, de votre taille qui bourrelette, de vos cuisses qui frottent et qui piquent, de vos nibards en berne, et de vos chevilles en saucisse de Morteau. Quel tableau ! Si après tout ça il reste, c'est qu'il vous aime. S'il vous fait le coup de la beauté intérieure, les nanas, c'est moi qui vous oblige à le foutre dehors par la peau des roubignoles. Ah mais, belle de l'intérieur on vous le fait depuis vos 12 ans.

Le bonhomme de votre vie (peut-être plus seulement pour aujourd'hui) vous écoute donc. Incrédule quand vous lui expliquez que pour entrer la totalité de vos deux hanches dans du 40 cela vous aura pris trois mois d'un labeur de mineur de fond. Hilare quand vous lui décrivez vos séances d'essayages matinales pour partir au bureau dans des formes et des couleurs le plus amincissantes possible. Le tout prenant une heure et vous démoralisant pour deux, surtout après avoir vu Bénédicte parfaitement nippée dès que vous arrivez au bureau.

Arrêtez, ou votre bonhomme du jour va s'étouffer de rire en entendant les drames existentiels insurmontables qui ponctuent votre vie.

Passez plutôt vos escarpins sous la table sans tarder. Bon, vous ne lui avez pas encore noué un tablier de soubrette perverse autour de la taille, mais avouez que pour un coup d'essai c'est un coup de maîtresse femme.

Dîner

– 1 grand verre de jus de tomate épicé, ou 1 jus de fruits frais pressés + petits légumes comme amuse- gueule.

– Asperges (une dizaine) avec sauce aux herbes fraîches et yaourt maigre.

– 1 belle escalope de veau grillée avec 200 g d'épinards en branches.

– 1 tranche de pain allemand (très noir).

– 1 petite assiette creuse de compote de poires / pommes faite maison, cuite avec 2 ou 3 pruneaux.

On boit avant ou après le repas, beaucoup d'eau. Jamais lorsque l'on mange. Je ne vois absolument pas ce que je pourrais vous dire de plus sur la suite de la soirée, vous êtes des grandes filles. Résolvez le problème du pilou en ne portant rien, à moins que votre principe absolu soit jamais la première fois. C'est vous qui voyez.

1re SEMAINE

Mercredi

Petit déjeuner
1 petite tasse de compote de pommes maison
2 biscottes avec du beurre
1 tranche de fromage maigre
ou 1 verre de lait écrémé
1 café léger ou 1 thé léger
1 agrume pressé

En-cas de onze heures et demie
1 yaourt bulgare ou 1 kiwi ou 1/2 banane

Déjeuner
12 huîtres
1/4 de camembert ou de brie
1 coupe de fraises ou 2 rondelles d'ananas frais
ou 1 salade de fruits maison sans sucre

Goûter
1 pomme
ou 1 bol de fromage blanc à 20 %
avec 1 cuiller de confiture sans sucre
1 boisson chaude sans sucre

Dîner
1 grand jus de tomate épicé
ou 1 jus de fruits frais pressés
petits légumes frais en amuse-gueule
10 asperges avec 1 sauce aux herbes et yaourt maigre
1 escalope de veau grillée
200 g d'épinards en branches
1 tranche de pain noir
1 petite assiette de compote
de poires/pommes/pruneaux

Jeudi

Vous ne savez plus si vous avez dormi ou rêvé. Vous sentez de longues mandibules dans votre lit, preuve que votre George Clooney de la photocopieuse est resté un bon moment, jusqu'à ce matin même. Pas le temps de respirer à fond, de vous étirer et d'ouvrir vos fenêtres que déjà il arrive le peignoir triomphant et ouvert. Il faut dire que c'est le vôtre, qu'il est rose, avec ses claquettes assorties. Un plateau avec une rose (plus très fraîche) et café, biscottes, confiture, œufs, margarine, faux sucre, verre d'eau... Un seul truc en plus sur son échafaudage et vous preniez la cafetière brûlante sur les genoux. Cet homme sans rien savoir devine que vous ne pouvez absorber que ce qu'il y a dans votre frigo et qu'un petit déj' croissants ferait un flop magistral. Et en effet, il a raison.

Mais, avant tout, gros poutou sur son nez, vous devez avaler votre grand verre d'eau, vous oxygéner les poumons à la fenêtre et vous livrer à quelques flexions assouplissantes. C'est limite un peu beaucoup pour lui, là, d'un coup. Vous le sentez, que faire ? Qu'il vous accompagne dans votre prière au soleil levant, un peu trop perso quand même comme démarche. Il vous attend, ne rit plus. Part se doucher, revient, muet, avale son café, vous redit que vous avez été parfaite mais court à son ordinateur sans prétexter l'arrivée d'un nouveau produit à mettre en test.

Vous êtes seule. Complètement. Bon, déjeunez, on y revient ensuite.

Petit déjeuner

– 1 œuf brouillé.

– 4 mouillettes de biscottes maison avec un peu de beurre gratté.

– 1 demi-pamplemousse, en quartiers.

– 1 thé léger ou 1 café léger.

Comme vous venez de vous en apercevoir, il y a des limites à ce que l'on peut infliger aux autres, même à ceux pleins de bonne volonté. Normal, vous ne l'accompagneriez pas choisir un casque intégral tout un samedi après-midi sans faire la tête et trépigner au quatrième essayage.

Il y a encore des choses que vous devez accomplir seule, et d'ailleurs ne l'est-on pas toujours lorsque l'on prend des décisions importantes, que l'on fait des choix ?

Bien sûr que si. Vous avez décidé de mincir pour votre confort perso, point barre.

Ça ne concerne que vous, c'est votre propre histoire dans laquelle il n'y a de place pour personne d'autre, au moins pour le moment.

Partagez les meilleurs moments de la vie avec ceux qui vous aiment et à qui vous le rendez, et conservez pour vous et vous seule les moments d'intense intimité, réveil, respiration, petite gym, et visite de votre frigo (encore que ça, toutes ses copines se nourrissent comme vous). Oui, c'est pas facile, mais, les cocottes, devenir égoïste pour préserver son équilibre et gagner le challenge que l'on s'est fixé n'a rien de simple. Et sincèrement, votre Philippe de bonhomme, vous ne préférez pas l'emmener danser un tango au *Diable des Lombards* plutôt que de le voir dépérir devant un jus de carotte ?

Courage, volonté, persévérance, vous y êtes presque. Encore deux grosses semaines et vous êtes libre de le déguiser en bunny pour vous servir votre yaourt au lit, ça vaut pas le coup, ça peut-être ?

Et pendant ce temps-là on réfléchit sur la suite des événements et c'est pas plus idiot.

Vous arrivez à votre tour au bureau, surtout sans faire la gueule, mais belle en 501 moulant vos nouvelles fesses rondes et fermes. Petite veste en gros tweed pastel, vous irradiez. Pas lui. Il tente d'expliquer pataudement pourquoi il a préféré vous laisser. Vous le coupez sec. Vous êtes débordée aujourd'hui mais vous, vous le vivez bien parce que vous vous agitez en cadence le matin et « siestez » après déjeuner alors que lui a le bourrichon tout remonté. Qui perd gagne dans la vie.

En-cas de onze heures et demie

– 1 compote faite maison, sans adjonction de sucre, à la cannelle.

– 1 grand verre d'eau.

Et vous repartez vaille que vaille à vos dossiers mexicains. Ça se passe bien. Et d'un coup patatras, le blues s'abat sur vous, tandis que la midinette redéploie ses tentacules dans votre cerveau tiraillé.

Finalement, vous en bavez depuis cinq semaines maintenant. Et pourquoi attendre plus longtemps ? Si ça continue, vous allez passer à côté du Philippe de votre vie comme à côté du deux-pièces que vous avez raté le mois dernier et avez vu filer sous vos yeux. C'est décidé, vous allez lui reparler, mise en scène matinale dont vous n'avez que faire et qui vous gâche la vie à vous en premier. Bien sûr il va partager votre nouvel avis sur la question. Là-dessus, vous lui proposerez la vraie vie : un bon gros dîner avec champagne, vin de Bordeaux, gratin dauphinois, quenelles de brochet, trois plats de viandes en sauce, les gibiers, les quatre cent cinquante-quatre fromages français, des profiteroles, des tartes, des glaces et des sorbets, des alcools de bonne femme et des forts d'homme dont on a arrêté la distillation depuis 1907 ! Voilà, vous allez vous goberger, vous en foutre plein la lampe avec lui. Vous finirez comme des rorcals bleus échoués sur des banquettes de velours pourpre. Ce sera la dolce vita. La vraie.

Ressaisissez-vous d'urgence, les filles, vous délirez, c'est l'eau minérale qui ne vous réussit plus. Qui vous dit que votre chéri à la petite semaine va succomber au charme d'une femme à l'haleine chargée de bordeaux lourd, les interstices dentaires fourrés de persil, le ventre gonflé au point de s'en faire péter la braguette ? Qui vous dit que votre bonhomme du jour est un frappadingue de *La Grande Bouffe* de Marco Ferreri ?

Pauvre folle égarée. Refaisons le point : il vous aime, il vous a murmuré un truc du genre : « Quel con d'avoir perdu autant de temps avant de venir te faire cuire ton escalope de veau. » Un rien macho, mais le message est passé, et bien, l'homme est ferré.

Oui, il vous veut comme vous êtes, là : décidée, volontaire, battante, séduisante, gagnante.

Mince et belle.

Uniquement les nouveaux critères qui dormaient en vous et que votre révolution alimentaire a fait exploser. Pourquoi ? Parce que changer d'alimentation pour en adopter une nouvelle équilibrée, fraîche et saine s'accompagne d'un profond bouleversement interne de votre part.

Vous faites bien plus que maigrir comme une brute désépaissie. Vous montrez toutes les facettes de votre personnalité que vous étouffiez sous les Pepito au Nutella. Et c'est en ça que vous êtes devenues des grandes filles. On se prend en main et en charge de la tête aux pieds. En comprenant que notre nouvel équilibre passe aussi et d'abord par des réussites sociales, sentimentales, que l'on s'est fixées et que l'on va atteindre.

Vous nettoyez toutes les scories qui vous empêchaient d'avancer la tête haute, certaines que vous êtes les meilleures (infailliblement) dans tous les aspects de votre vie.

Devenez adultes : dominez enfin vos méchants vieux instincts (boulimiques, compulsives, « battues d'avance ») pour ne plus donner que le meilleur de vous et de votre image dans la vie privée comme au travail.

Déjeuner

– 3 tiges de cœur de palmier, avec un zeste de citron, ou vinaigrette légère.

– 1 grosse assiette creuse de ratatouille niçoise fraîche faite maison.

– 1 rouget grillé, ou 150 g de poisson en papillote.

– 1 yaourt maigre aux fruits, sans adjonction de sucre.

Continuez d'alterner eaux de source et eaux minérales que vous buvez par petites gorgées, non glacées, vingt minutes avant ou après les repas.

Petite sieste ou repos avant de reprendre l'activité de l'après-midi.

Stressée par cette semaine très sauvage ?

Faites le vide immédiatement. Je n'ai aucun remède miracle, je sais juste par expérience qu'écouter une demi-heure de musique sacrée (Montserrat Figueras, chants des Xe au XVIIIe siècles) hisse au bonheur total. À une plénitude inégalable. Les mélodies du Moyen Âge sont les plus propices au recueillement et à l'exaltation des sentiments.

N'ayez plus jamais peur de pleurer seule à fond les poumons si cela vous est salutaire pour éradiquer tous vos vieux chagrins.

Ça y est, on s'est purgé les yeux, lavé la tête. On retourne dans l'arène d'un après-midi de réunions, à expliquer à des Mexicains que l'on fabrique bien mieux la tequila à Paris qu'à Mexico, et qu'il sera bien plus économique pour eux de l'acheter toute distillée. Beau challenge, les filles, non ?

Il faut que vous gagniez, que vous arrachiez la partie parce que si vous savez dominer ce qu'il y a de plus complexe en vous, les sautes d'humeur de vos kilos, tout le reste n'est plus qu'un jeu d'enfant.

Quand on a gagné la partie sur soi-même, toutes les batailles qu'on livre ensuite sont des amusements qui servent à nous prouver que nous avions raison de nous battre et de changer.

Nous n'avons de leçon à donner qu'à nous-mêmes, une fois ce fait acquis on peut se risquer fièrement à aller conquérir d'autres territoires.

Goûter

– 2 biscuits au son et aux fibres (Gerblé, Céréal...)

ou 1/2 banane,

ou 1 petite barquette de fraises ou de fruits rouges et noirs (en saison).

– 1 boisson chaude non sucrée de votre choix.

On boit son eau en cadence, je vous le redis, les filles, pas plus d'un litre et demi par jour, inutile de vous carencer en oligo-éléments et en vitamines en pissant tout.

Le club de gym

C'est la première fois depuis longtemps, ou de toute la vie, que vous mettez un orteil encore frileux dans un club de gym. Vous zieutez les autres qui vous le rendent. Arrêtez, vous n'êtes pas à l'oral du baccalauréat. Hip hip hip hourra, elles sont bourrées de cellulite, bourrelets, double menton, poches sous les yeux, bras flasques, cuisses molles et genoux valgus. Des mochetés !

Allez, ouvrez les yeux, vous savez bien que ce n'est pas vrai : elles sont comme vous, un point c'est tout. Pas parfaites, mais pleines de bonne volonté, c'est ça qui vous fout par terre. Si vous aviez su, vous y seriez venue bien plus tôt, au club. Vous auriez trouvé des oreilles attentives, des femmes de votre âge vivant exactement la même vie que la vôtre : rendement, séduction, ligne svelte. Les cadences infernales imposées aux active women quoi !

Faites copine avec celle qui vous semble la plus sympathique, sûrement une comme moi si j'étais là, un peu timide et gauche, venant aussi pour les premières séances de stretching en se demandant si elle saura se relever après ces trois quarts d'heure de travail de force des trapèzes et des abdos.

Il est impératif que vous soyez coachée pour éviter les mauvais et faux mouvements amenant pêle-mêle tendinites et sciatique.

Inscrivez-vous dans un cours. Attention, pas n'importe lequel sous prétexte d'arborer votre tenue de Véronique et Davina du dimanche. Demandez que l'on vous renseigne très précautionneusement sur ce qui existe et qui serait le mieux adapté à votre cas : jeune femme mince mais rouillée voulant retrouver sa souplesse de

Sylvie Guillem cherche cours pour s'y mettre dare-dare. Il en va de la gym comme des soins palliatifs ! Elle accompagne sans la souffrance. Normalement, après les tests de résistance à l'effort et votre rapport poids/taille pour calculer votre masse graisseuse et musculaire (oui, il vous reste des muscles, incroyable depuis le temps qu'ils n'ont pas servi !), les spécialistes de votre club vous orienteront naturellement vers un cours de gym douce et justement pas de stretching de la mort.

Si votre Gymclub ne possède pas d'appareils pour mesurer votre forme physique du moment, quittez-le sur-le-champ, il n'est pas sérieux.

À la fin des cours, douchez-vous chaud et froid avant de sortir du club. Massez-vous les muscles des bras, des jambes et du dos pour éviter au maximum les courbatures du lendemain, et pour le coup buvez beaucoup d'eau pour éliminer toutes les vieilles toxines amenant de méchantes crampes.

De retour à la maison, redoublez de prudence !

Ne vous jetez pas à plat ventre sur le carrelage de votre cuisine la tête plongée dans le frigo à la recherche de n'importe quoi à manger car la gym vous a affreusement creusée. Tous ces beaux efforts seraient ruinés séance tenante.

Restez très cool, et préparez le repas du soir, garni en sucres lents obligatoires après l'effort.

Dîner

– 1 grosse assiette creuse de riz complet avec poivre, sel moulus et noisette de beurre frais dessus.

– 1 brochette de Saint-Jacques grillées avec herbes fraîches.

– 1 bon bol de fromage blanc au vrai sucre.

Et aujourd'hui, comme tous les jours de Gym-club, avant de dormir : 1 poire ou 1 pomme.

1re SEMAINE

Jeudi

Petit déjeuner
1 œuf brouillé
4 mouillettes de biscottes avec un peu de beurre
1/2 pamplemousse
1 thé léger ou 1 café léger

En-cas de onze heures et demie
1 compote faite maison, sans sucre, à la cannelle
1 grand verre d'eau

Déjeuner
3 tiges de cœur de palmier avec une vinaigrette légère
1 grosse assiette de ratatouille faite maison
1 rouget grillé ou 150 g de poisson en papillote
1 yaourt maigre aux fruits

Goûter
2 biscuits de régime ou 1/2 banane ou 1 petite barquette de fruits rouges
1 boisson chaude non sucrée

Dîner
1 grosse assiette de riz complet avec un peu de beurre
1 brochette de Saint-Jacques grillées avec des fines herbes
1 bol de fromage blanc avec du vrai sucre
1 poire ou 1 pomme

Vendredi

Vous vous réveillez avec le sentiment de ressembler pour la première fois de la vie à ce dont vous rêviez depuis longtemps.

Bravo, les cocottes, c'est dans la poche, au moins sur le plan mental. Vous êtes en adéquation avec ce que vous avez toujours voulu être auparavant sans jamais parvenir à vous y stabiliser.

Vous avez dix bonnes raisons d'être heureuse !

1) Vous ressemblez à la fille que vous aimeriez être.

2) Ce poids-là, c'est vous qui l'avez fait !

3) Vous avez découvert que vous regorgiez de volonté, de bon sens, sans oublier une vraie sensibilité qui vous rend unique.

4) On vous dit qu'on vous aime.

5) C'était pas gagné d'avance, vous en avez bavé, mais le résultat est magnifique.

6) Enfin, vous prenez confiance en vous.

7) Vous savez cuisiner équilibré, léger et bon... C'est toujours très prisé.

8) Vous allez montrer aux autres qui vous êtes vraiment.

9) Vous vous aimez enfin, et comprenez que vous n'avez qu'un seul corps pour toute la vie. Il a su vous séduire, sachez l'entretenir.

10) Vous avez du succès et le rouge vous monte aux joues, vous voulez plaire et c'est là votre moteur essentiel.

Ces dix petites constatations matinales vous encouragent bravement à boire votre grand verre d'eau spécial transit.

Longue série d'inspirations/expirations à la fenêtre (s'il gèle à pierre fendre, attendez d'avoir petit-déjeuné pour ne pas finir poitrinaire !).

Vous chantonnez « Je vais bien, tout va bien », le refrain de Danny Boon est désormais le vôtre.

Petit déjeuner

– 1 tranche de blanc de dinde
ou 1 œuf poché.

– 2 biscottes « hand made » avec de la confiture (sans adjonction de sucre) dessus.

– 1 verre d'agrumes frais pressés.

On se pèse. Alleluia, alleluia, la chapelle Sixtine serait trop petite pour contenir tout votre bonheur qui éclate. Vous avez enfin le poids dont vous rêviez, et n'en bougez plus, pour le moment du moins. Mais c'est déjà énorme. Accrochez-vous plus que jamais à votre plan alimentaire. Lui seul compte, et vous mène sur le chemin de la réussite durable, les filles. Z'avez vu comme vous êtes bien pour faire vos petits mouvements et vos ablutions seule, plutôt qu'avec votre photocopieur encombrant, donnez-lui donc rendez-vous pour une toile ce week-end.

CONSEILLEZ LES AUTRES !

Ça cause dans tous les sens dès l'annonce de votre passage. Bientôt vous guérirez les écrouelles, et accomplirez le miracle de la multiplication des Macintosh... Vous avez spectaculairement minci, avez changé radicalement de look, de démarche, voire de caractère, plus affirmée et plus motivée que jamais. Les filles du bureau ne tiennent plus. Elles bouillent sur place de vous demander votre secret, sauf les éternelles jalouses qui caquettent : elle s'est fait refaire pendant sa semaine de congé (et les cicatrices ont disparu instantanément), elle s'est acheté le dernier panty rentre-ventre-soutient-fesses en allant à Tokyo (bien entendu et la disparition de vos cuisses en saucisse de Morteau, c'est du bandage aussi), elle s'est dégoté un mec enfin... (allez-y, les filles, surtout que c'est vrai et que c'est le plus beau).

Elles passent enfin à l'acte. En délégation, comme si elles venaient vous demander une augmentation pour les heures sup.

« Dis donc, comment t'as fait, ma cocotte, pour te mettre la ceinture ? T'as pas faim ? C'est pas trop dur ? Tu craques pas trop souvent ? Tu te fais quand même plaisir une fois par semaine ? C'est quoi, comme méthode ? Moi j'ai tout essayé, y a rien qui marche ! Me dis pas que tu ne prends pas de médicaments, je ne te croirais pas ! Y a combien de temps que ça dure ? Tu nous l'avais caché ? Ça fait comment de changer comme ça si vite ? Tu te sens bien ? T'aimes mieux maintenant ou avant ? »

Candides. Perfides. Gentilles. Rassurantes. Incrédules. Envieuses ou débiles. Toutes les questions viennent de vous être posées. Pourquoi suscitez-vous subitement autant d'intérêt ? Mais surtout est-ce vous ou votre cure d'amincissement qui passionne les foules féminines du bureau ?

Bien plus important encore, avez-vous envie d'entendre toutes ces questions et d'y répondre ?

Non, parce que cela ne regarde que vous et votre balance, et vous les renvoyez toutes au prochain numéro du journal de mode où elles trouveront le nouveau régime révolutionnaire à base de carapaces de crevettes broyées !

Ou bien vous ne répondez qu'à celles dont vous savez qu'elles partagent avec vous le Yo-Yo (prise et perte de poids perpétuelles), une bouée handicapante pour une taille 38, les railleries maternelles et le manque chronique de mecs malgré une chasse éperdue.

Avec ces dernières vous irez déjeuner en leur confiant votre secret : se mettre en accord avec l'image que l'on a de soi, courage, volonté, contrôle de ses émotions. Une adéquation bien plus simple, parfois, à expliquer (mettez à profit vos talents récemment révélés de pédagogue) qu'à vivre au quotidien. Ne manquez pas de leur confier aussi vos propres inquiétudes. Le partage des secrets de bonne femme, c'est toujours 50-50. On vous confie l'indicible, vous déballez le fond de votre âme. Normal, c'est le jeu.

En attendant, il est l'heure d'une petite collation.

En-cas de onze heures et demie

– 1 belle golden

ou 1 bon bol de fromage blanc à 20 % avec sel, poivre et fines herbes fraîches. Ou au faux sucre.

Soudain, à peine l'en-cas fini, vous réalisez que vous êtes à un cheveu de la quille du week-end, et que vous détesteriez plus que tout au monde le rater.

Notez tout de suite ce que vous voulez faire, que ce soit visite guidée de Versailles, ciné, télé, théâtre, dodo, balade en forêt, cocooning, peintures et travaux, copains-copines pour potiner, l'homme de la photocopieuse...

Décidez-vous pour ce que vous préférez. Et faites-le à fond. Éclatez-vous, les cocottes, vous le méritez. Même si votre désir le plus profond est de rester sous la couette, restez-y, après vos exercices de mise en forme, s'entend.

Déjeuner

– 1 belle salade composée : laitue, thon ou poulet, haricots verts, œufs, maïs, 1/2 pomme de terre, 1/2 betterave rouge, tomates, carottes râpées,

ou 1 grosse assiette de crudités, avec 1 steak de thon de 120 g grillé à l'unilatérale.

– 1 petite salade de fruits frais, la valeur d'une tasse à thé.

Et hop, les bonnes habitudes sont comme les belles femmes, elles se conservent bien, donc sieste ou repos et relaxation totale d'une demi-heure. Minimum syndical : vingt minutes. Vous avez choisi ce que vous allez faire de votre week-end : vous occuper de vous. Faire un marché frais et complet. Prendre le temps de choisir eau et pain différents. Regardez, écoutez et comprenez ce que veut vraiment dire un bon rapport qualité/prix. Rien d'autre que fraîcheur, à mon avis. Testé et approuvé.

Plus un shopping beauté, santé, nature.

Bien, vous voilà maintenant doublement auréolée : vous êtes une winneuse (vous avez arraché ce marché de vente de tequila aux Mexicains) mais aussi une prêtresse de la forme, deux mentions qui bientôt trôneront à côté de votre nom, sur la porte de votre bureau. Votre meilleure copine d'avant le régime ne vous parle plus. Laissez-lui finir ses frites, elle reviendra.

Goûter

– 1 orange pressée ou autre agrume.

– 2 galettes de riz avec de la confiture sans adjonction de sucre.

Avant de partir de votre travail, assurez-vous que vous finissez votre semaine en ayant bouclé tous les objectifs que vous vous étiez fixés. N'oubliez jamais que plus loin qu'un simple plan alimentaire, votre nouveau « way of life » consiste à réussir tout ce que vous entreprenez et à connaître vos limites. C'est ça, être responsable : bien faire ce que l'on domine, et ne pas courir après une ombre. On revient à la maison forte d'une semaine rondement menée dans tous les domaines, mais essentiellement dans la stabilisation de notre poids. Et pour continuer, tout de suite après s'être changée, on commence ses petits exercices à la fois de gym et de décontraction.

GYM À LA MAISON, DITE GESTE DU JOUR

Reprenons dans le détail aujourd'hui des mouvements auxquels vous vous livrez au minimum trois fois par semaine.

Les règles d'or

– Il est impératif de pratiquer un minimum d'une heure de gymnastique domestique. Sinon, ça ne sert à rien. Le corps met en effet trente-cinq minutes pour commencer à éliminer toxines et excès en tout genre et s'échauffer.

– On s'habille de façon à ne pas être gênée dans ses mouvements, et chaudement. Il faut être à l'aise et transpirer.

– Dès que l'on sent que l'on a mal, que l'on force trop, on arrête. Même si ces exercices n'engendrent aucun tour de reins, ni claquage, inutile de s'en dégoûter en souffrant.

– On accompagne tous ses gestes d'une musique ultra-tonique et que l'on aime. On doit se sentir transportée par l'effort, dans la joie et la bonne humeur. En cadence, les filles.

– On s'est procuré une corde à sauter (si des poignées en forme de Bécassine de bois vous aident, achetez cette corde-là).

Matériel

1 élastique de 5 centimètres de large, plat de 1 mètre, noué en forme de cercle.

2 bouteilles d'eau ou 2 dictionnaires pour les exercices de bras.

1 bonne paire de baskets à talons épais (look Spice Girl).

1 bon tapis de 5 millimètres d'épaisseur pour les mouvements au sol.

Le CD est en route, on commence !

Écartez les jambes en les gardant parallèles ainsi que les pieds. Baissez le bassin et les genoux, en gardant le dos absolument vertical. Inspirez en descendant, expirez en remontant. Minimum 30 fois. Restez bien verticale, dos droit, jambes tendues, bras tendus aussi le long du corps.

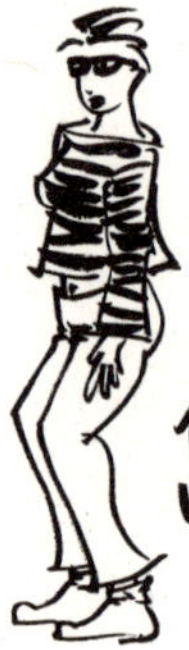

Ramenez les mains à la taille. Pivotez le bassin de droite à gauche, en faisant suivre le mouvement de la tête.

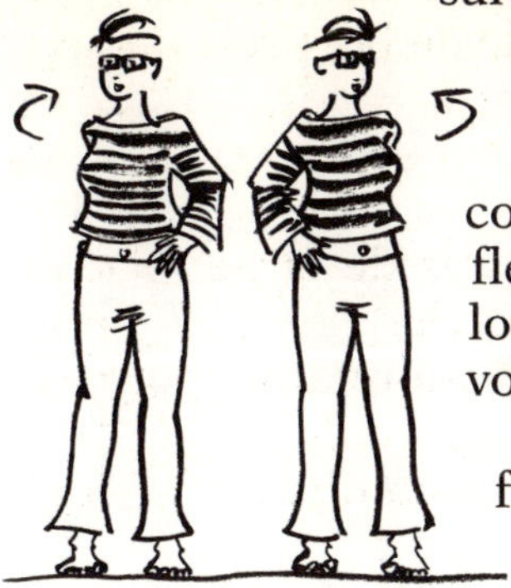

Le menton parcourt un demi-cercle d'une épaule à l'autre, en restant collé au corps le plus possible. Soufflez. Laissez tomber les bras lourdement, et dégourdissez-vous les jambes.

Inspirez/expirez 10 fois à fond.

• Prenez votre tapis de sol sous le bras, on attaque les exercices d'élongation.

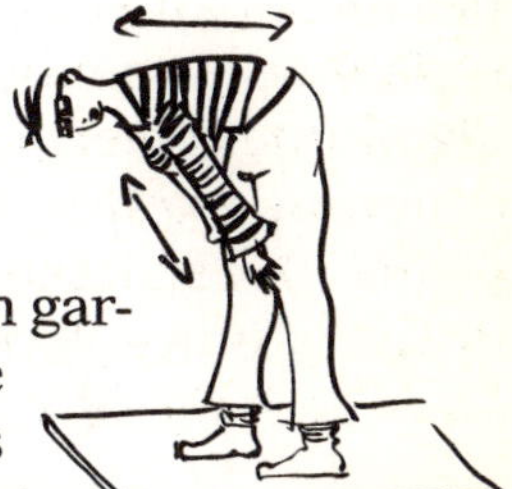

Tendez les jambes en les écartant, en gardant le buste très droit. Vous formez un magnifique triangle.

Commencez à vous pencher en gardant toujours le dos plat (pas le dos rond du chat, sinon vous courez tout droit au déplacement de vertèbre) et plaquez-vous le long de votre jambe gauche.

Conservez votre jambe gauche complètement collée au tapis de sol avec juste le pied en portemanteau. Descendez le plus possible, lentement, et remontez aussi lentement. On attaque ensuite la jambe droite. On inspire en descendant, on expire en remontant.

Minimum 20 fois par jambe.

• On souffle, on se décontracte, on reprend.

Servez-vous maintenant de votre gros élastique noué en boucle.

Couchée sur le dos, le dos non cambré, complètement plaqué sur le tapis de sol.

Passez vos jambes dans l'élastique. Montez-les droites à la verticale. Et forcez sur l'élastique en écartant vos jambes tendues. Ce n'est rien d'autre que l'exercice des ciseaux. On y va, faut que ça chauffe, qu'on transpire, qu'on se la donne à fond, les filles, sur fond de « Allumer le feu » de notre Jojo national.

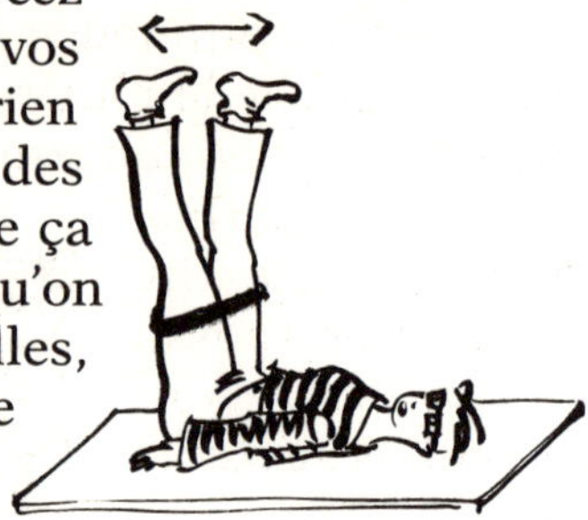

• On souffle. Prenez votre chaise de cuisine, on s'y remet. Asseyez-vous le dos collé au dossier de la chaise. Pas de cambrure, jamais de cambrure marquée pendant les exercices.

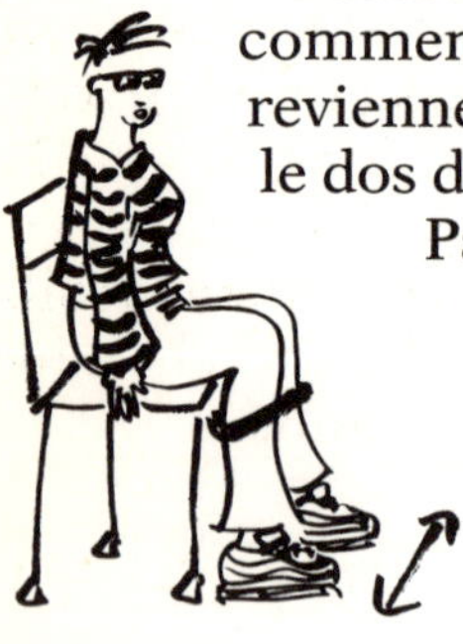

Passez vos jambes dans l'élastique, on commence. Écartez les jambes, elles reviennent, on retend, toujours la tête et le dos droits.

Pareil 20 fois.

• On range sa chaise. On se réallonge. Variez bien les plaisirs pour ne pas vous lasser de l'élastique, du tapis ou de la chaise.

Ressortez le tapis.

Mettez-vous « sur la tranche », de côté quoi. Bien collée contre le tapis de l'orteil à la tête. Ramenez le coude à la hauteur de la taille pour vous appuyer dessus. On commence le mouvement : on lève la jambe gauche le plus haut possible, dans le strict prolongement du corps et parfaitement droite. On la redescend aussi lentement qu'on l'a montée. Changez de côté, on recommence.

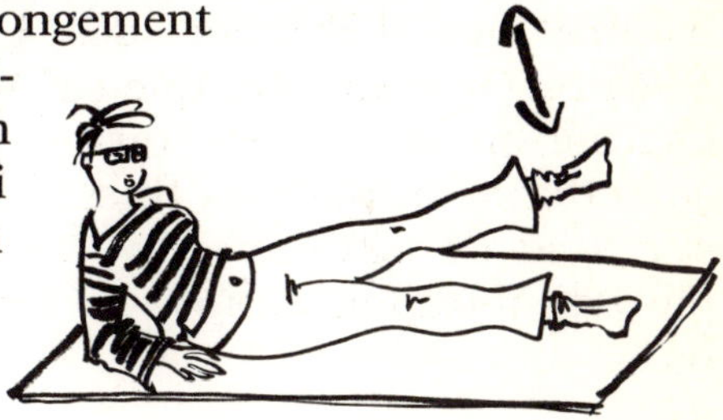

Pareil 20 fois.

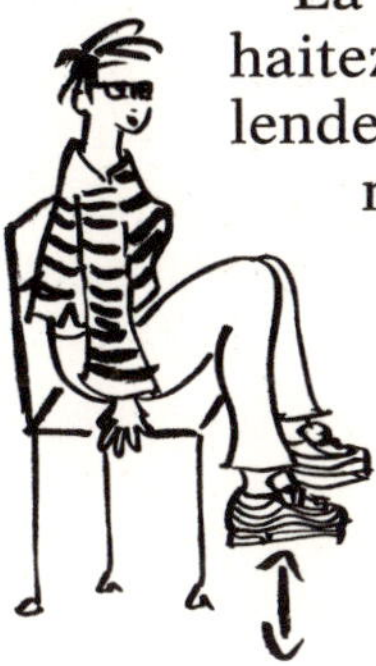

Là vous pouvez arrêter si vous le souhaitez. Et vous gardez ce qui suit pour le lendemain. Sinon, on continue avec les mouvements nécessitant la chaise.

Placez les deux mains des deux côtés du dossier, les jambes parallèles et écartées le long des pieds de la chaise. Pliez les genoux en gardant le dos parfaitement droit. Remontez-les. On plie, on remonte.

Pareil 20 fois minimum.

• Plus besoin d'accessoire, maintenant.

On reste bien droite, regard et tête droits. On rentre le ventre et on resserre les fesses en inspirant, on relâche le tout en expirant.

Attention, minimum 50 fois. C'est l'exercice star de Pamela Anderson, celui qui lui donne des seins en pointe Bic et des fesses fermes. En gros, cet exercice est le passeport unique pour porter un brésilien l'été prochain.

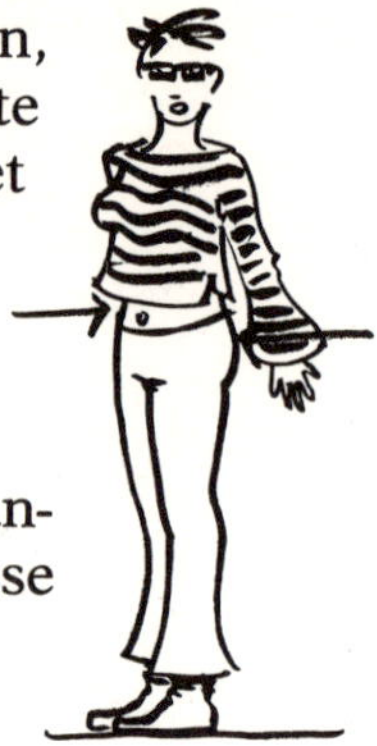

Allez, c'est tout. Douchez-vous, changez-vous. Si vous ressentez une grosse fatigue, restez à la maison. Si vous avez une pêche d'enfer, sortez, ciné, boîte. Éclatez-vous, les cocottes, y a trop longtemps que vous en avez envie et besoin.

ATTENTION : APRÈS LA GYM, ON BOIT BEAUCOUP D'EAU.

Après l'effort, le réconfort : un bon jus de tomate assaisonné avec petits légumes frais et sauce au yaourt maigre.

Dîner

– 1 potage de légumes assez épais, sans pommes de terre.

– 1 pomme de terre cuite au four avec 100 g de côtelettes de mouton grillées.

– 1 compote poires/pommes maison sans sucre ajouté, mais à la cannelle.

1re SEMAINE

Vendredi

Petit déjeuner

1 tranche de blanc de dinde
ou 1 œuf poché
2 biscottes avec un peu de confiture
1 verre d'agrumes frais pressés

En-cas de onze heures et demie

1 belle golden
ou 1 bon bol de fromage blanc à 20 % avec sel, poivre et fines herbes ou faux sucre

Déjeuner

1 belle salade composée de laitue, thon ou poulet, haricots verts, œufs, maïs, 1/2 pomme de terre, 1/2 betterave, tomates, carottes râpées
ou 1 grosse assiette de crudités avec
1 steak de thon de 120 g grillé à l'unilatérale
1 petite salade de fruits frais

Goûter

1 agrume pressé
2 galettes de riz avec de la confiture, sans sucre

Dîner

1 potage de légumes assez épais, sans pommes de terre
1 pomme de terre cuite au four
100 g de côtelettes de mouton grillées
1 compote poires/pommes maison sans sucre

Samedi

On se réveille comme le gros chat heureux que nous sommes. Euh, pardon, un félidé aussi fin que racé... On s'étire. On boit son grand verre d'eau. On se déploie dans l'espace, on ouvre sa fenêtre, on fait tout de suite sa série d'inspirations/expirations. On se douche chaud, on finit froid aux jambes et aux seins, faudrait voir à remonter tout ça, les filles !

Et on file direction cuisine.

On se doit d'être parfaitement détendue.

Le poids, ça va.

La liste des courses pour le marché est prête.

Le répondeur branché, pas d'empêcheur de vivre un week-end heureux en vue.

Petit déjeuner

– 1 beau grand verre de citron pressé sans sucre. (Excellent pour l'élimination des vieilles scories hépato-biliaires.)

– 2 biscottes faites maison avec un peu de beurre et de confiture dessus.

– 1 yaourt au lait entier sans sucre.

– 1 thé léger ou 1 café léger.

Au marché, ne faites pas que lécher les étals, maintenant que vous savez parfaitement acheter vos primeurs. Les fruits et les légumes uniquement de saison, chez chacun de vos marchands ayant sa spécialité, vous allez droit au but des goûts et des saveurs.

Mais vous aimeriez en savoir davantage sur des choses auxquelles vous venez de vous mettre ? Aujourd'hui le thé vous préoccupe. Vous pensez à juste titre qu'il existe autre chose que vos sachets, pochons flasques au goût de tisane de thym (le calvaire du palais !).

LAISSEZ-MOI VOUS PARLER DU THÉ

Comme tous les breuvages du bout du monde, de grande valeur et fragilité de conservation, il ne s'achète que chez les grands spécialistes. En gros, des commerçants qui ne vendent que ça, ou qui font torréfaction et thé.

Le thé est essentiellement asiatique et sa fonction première était médicamenteuse. On le prescrivait pour les maux de tête, de ventre, et même pour la longévité, l'amour et la fertilité. Ces thés ancestraux sont noirs ou verts et ont toujours conservé ces qualités premières. Ce sont les voyages divers du début du siècle qui nous ont fait connaître les thés de Ceylan et des hauts plateaux de Mongolie.

Miracle de la nature, le thé contient beaucoup d'antioxydants, c'est prouvé par étude. Ce qui veut dire que consommer du thé tous les jours empêche ou retarde l'apparition des rides et ridules. Ces antioxydants seraient quatre fois plus forts que les vitamines C, vous le croyez, ça, les filles ?

Jetez vos crémasses à l'orange (furieusement tendance) à la poubelle et procurez-vous deux cents grammes de thé. Économie : deux cents francs. C'est pas beau, la vie ? Pour continuer à avoir la peau du visage tendue comme un bignou vous devez le prendre vert ou noir, votre thé, les cocottes.

Si vous êtes parisienne : Mariage Frères reste le temple incontesté du thé. Prenez-en également lorsque vous déjeunez japonais (jamais plus de 8 sashimis et 6 sushis), 2 bols de thé vert.

En province : chez tous les bons torréfacteurs.

Vous revenez à la maison pour une petite collation.

En-cas de onze heures et demie

– 1 bol de thé vert non sucré.

– 1 tasse (à thé) de fromage blanc à 20 % aux fines herbes.

Puisque vous rapportez des produits tout frais du marché, faites tout de suite vos compotes. Pommes/poires, bananes/poires, abricots.

Si vous savez mettre en bocaux pour la semaine, faites-le maintenant.

Déjeuner

– 1 grosse assiette : concombre, céleri, carottes râpées. Assaisonnement : poivre, sel juste moulus, vinaigre balsamique et huile d'olive.

– 1 part de bulots, ou 6 gambas + mayonnaise allégée (la valeur de 2 cuillers à café).

– 1 tranche de pain complet.

– 1 coupe de fruits frais avec un léger saupoudrage de sucre.

On se fait aujourd'hui une vraie sieste.

POUR FAIRE LA SIESTE

Déshabillez-vous complètement et mettez votre pyjama ou votre tee-shirt de nuit. Glissez-vous langoureusement sous la couette après avoir fermé volets et fenêtres, débranché le téléphone, et arrêté télé, radio, chaîne hi-fi.

Vous ne devez pas être dérangée par quoi que ce soit pendant une demi-heure : vous n'y êtes pour personne. Vous n'avez qu'un objectif, la décontraction totale de votre esprit et de vos nerfs. Bref, de votre corps et de votre tête, qui ne font enfin plus qu'un. Si la tête va, tout va, et vice versa.

Vous revenez au monde et pas pour rien : vous avez envie d'être belle et propre, non pas lavée au détergent, mais épilée, coiffée, massée, poupougnée (nettoyage de peau, etc.). La totale.

PROFITEZ À FOND DE VOTRE TEMPS DE DÉTENTE

Ayez un plaisir sans mélange à vous occuper de votre corps. Si la machine fonctionne parfaitement, c'est la garantie de la qualité de votre stabilisation. Parce que vous ne pouvez plus supporter de ne pas ressembler à la fille dont vous rêvez. Attention, vous n'avez pas besoin de ressembler à Kate Moss, je trouve Isabella Rosselini ou Ornella Mutti tellement plus glamour et savoureuses ; idem pour notre french top Estelle Hallyday.

N'ayez plus jamais honte de passer deux heures à vous pincer le nez pour le nettoyer à fond. Testez la nouvelle épilation au sucre pratiquée par de jeunes esthéticiennes marocaines ou algériennes. Elle vous laisse les gambettes parfaitement épilées pour plus longtemps qu'à la cire traditionnelle, et elles sont beaucoup plus douces !

Pensez bien aussi, si vous êtes atteinte de cette autre injustice, à la moustache, aux petits poils plus foncés (pour les brunes) autour des yeux. Vos sourcils, pour être dans la tendance, doivent être fournis mais la ligne parfaitement nette et droite. Maillot et dessous de bras, rien à vous conseiller sinon le style impeccable. Moi je vous dis ça, les filles, c'est pour vous. Faites-vous masser la nuque, les tempes, les cervicales par votre masseuse préférée. Votre esthéticienne, elle, peut se livrer sans risque à un battement de doigts sur votre visage pour raviver les vaisseaux sanguins endormis qui vous donnent ce teint gris (à moins que ce ne soit le tabac, vilaines filles !).

Goûter

– 1 jus de fruits frais pressés ou 2 tranches d'ananas frais.

Profitez de cet après-midi pour faire du shopping : il est plus que temps que vous utilisiez votre temps à ce qui vous plaît le plus.

Si vous faites un shopping vestimentaire, faites toutefois attention à deux ou trois choses. N'oubliez pas que, si tout continue à bien se passer, vous ne bougerez plus de poids. Donc c'est le moment d'investir dans des vêtements d'excellente qualité qui constitueront le terreau de votre dressing. Un tailleur-pantalon + jupe. Un ensemble plus sportswear, chaussures à talons bûche hauts. Doucement sur les accessoires : la tendance veut les bijoux légers et vous n'êtes pas un général soviétique en fin de carrière, vous n'avez pas besoin de vous couvrir la poitrine de médailles, ni de colliers achetés au poids.

Ne portez plus rien de doré, de crainte de passer pour une femelle de brontosaure échappée de Jurassic Park.

Stop aux fausses idées véhiculées depuis trop longtemps.

Les cheveux coupés très court, à la garçonne, ne rajeunissent personne. Ça vous va ou pas, c'est tout. En général, cette coupe marche plutôt bien sur les visages ronds ou carrés, avec les joues creuses.

Les cheveux peroxydés ou méchés ne rajeunissent pas plus. Ils vous donnent un air mutin si, et seulement si, la coupe est adaptée, effilée, mi-longue façon agnès b. (et surtout pas le carré BCBG ou le casque Danièle Gilbert).

Les cheveux foncés à l'inverse ne vieillissent pas nos minois prématurément, il suffit d'avoir une carnation qui les accompagne bien. Pour éviter trop de dureté, préférez les cheveux auburn quand vous avez la peau laiteuse, voyez comme elle n'a pas tout faux la Lewinsky.

Dîner

– 2 belles brochettes de poisson blanc (colin, sole...) grillées, avec poivron jaune et tomate entre chaque cube de poisson.

– 1 bon bol de riz.

– 1 boule de sorbet au citron, fait maison pour qu'il ne soit pas trop sucré.

La soirée n'est qu'à vous, les filles, pour ma part je vous quitte pour une bonne toile et une sortie.

Si vous êtes une super night-clubbeuse, en boîte ne prenez rien d'autre que du Coca light ou du Perrier. Rien de sucré, et surtout pas d'alcool fort.

1re SEMAINE

Samedi

Petit déjeuner
1 citron pressé sans sucre
2 biscottes avec un peu de beurre et de confiture
1 yaourt au lait entier sans sucre
1 thé léger ou 1 café léger

En-cas de onze heures et demie
1 bol de thé vert sans sucre
1 tasse à thé de fromage blanc à 20 %
aux fines herbes

Déjeuner
1 grosse assiette de concombre, céleri,
carottes râpées avec assaisonnement d'huile d'olive
et de vinaigre balsamique
1 part de bulots
ou 6 gambas avec 2 cuillers de mayonnaise allégée
1 tranche de pain complet
1 coupe de fruits frais avec un peu de sucre

Goûter
1 jus de fruits frais pressés
ou 2 tranches d'ananas frais

Dîner
2 belles brochettes de blanc de poulet
avec poivron jaune et tomate
1 bon bol de riz
1 boule de sorbet au citron fait maison

Dimanche

C'est le jour du Seigneur et, comme vous le savez, à tout seigneur tout honneur. Donc c'est aussi notre jour de repos total à vous les filles et même à moi.

Voilà pourquoi nous nous contenterons de suivre notre plan alimentaire, pour le reste je vous fais entièrement confiance. Cocooner, aider à déménager votre copine Bénédicte, passer votre journée à essayer vos pastels à joues ou courir avec votre bonhomme dans la forêt lointaine.

N'OUBLIEZ POURTANT EN RIEN LES DIVERS CONSEILS ESSENTIELS DE LA SEMAINE

1) Boire un verre d'eau au lit.

2) Se lever et faire des respirations bien rythmées.

3) Boire un litre et demi d'eau par jour en alternant tous les jours eaux minérales et eaux de source.

4) Suivre son plan alimentaire de stabilisation au pied de la lettre.

5) Faire ses exercices de gym + son Gymclub très régulièrement.

6) Ne se peser que deux fois par semaine, trois pour les anxieuses.

7) Ne penser qu'au bien-être de son propre corps, la tête suivra.

8) Faire une sieste ou une décompression totale après tous les déjeuners.

9) Ne prendre ni alcool fort, ni charcuterie, ni aucun aliment frit dans la graisse, ni plats industriels ou pâtisseries non cuisinées maison.

10) Ne jamais oublier que vous avez une volonté de fer, et qu'elle vous permet de gagner vos combats.

Petit déjeuner

– 1 bol de compote de poires/pommes à la cannelle, non resucrée.

– 2 biscottes faites maison avec un peu de beurre gratté dessus.

– 1 œuf brouillé, si vous avez encore faim.

– 1 thé léger ou 1 café léger.

On se discipline :

Aujourd'hui nous allons copieusement déjeuner et dîner, alors pas d'en-cas, pas de goûter.

Déjeuner

– 1 artichaut cuit dont vous avez éliminé les feuilles du cœur pour le remplir de macédoine de légumes, assaisonnement au yaourt onctueux (prenez-le à la grecque) avec fines herbes fraîches.

– 1 belle tranche de rôti de veau cuite au four, sans adjonction de matière grasse. Mettez un fond d'eau dans votre plat, beaucoup d'oignons frais coupés en quatre et du thym, du laurier. Un délice. Pour que ce soit extrêmement onctueux, versez du lait écrémé sur votre rôti avant cuisson.

– Autant de légumes verts que vous le souhaitez ou du chou-fleur.

– 1/4 de brie ou de camembert, avec 1 tranche de pain complet.

– 1 bon verre de vin : lalande-de-pomerol, margaux, saint-estèphe, saint-émilion, tous ces noms font rêver. Au choix…

– 1/4 de tarte faite maison aux pommes, ou fruits de saison que vous aimez, évidemment pas de tarte aux noix, bananes, chocolat, crème... Faites une pâte à tarte classique, n'ajoutez rien d'autre que vos fruits au-dessus, passez au four pour la cuisson. Vous pouvez la sortir un peu avant la fin de la cuisson pour saupoudrer sur les pommes (ou autres) une cuiller à soupe de cassonade (sucre brun du Nord) pour toute votre tarte.

LE VIN

On pense bien ce que l'on veut des sagesses populaires, toujours est-il qu'elles se sont souvent avérées à travers le temps. En ce qui concerne le vin de Bordeaux, tout est vrai. On peut en boire pour la santé, comme on prendrait un médicament, un verre de temps en temps. Jusqu'à la fin de la stabilisation prenez-en deux par semaine, après, vous pourrez en déguster un demi-verre par jour. Tout est bon dans le bordeaux pour conserver fer, magnésium et autres indispensables oligoéléments. Son tanin lutte contre le cholestérol. Consommé avec modération, il est l'une des clés de la longévité, alors cocorico pour nos bons produits du terroir.

Je suis moins certaine des diverses qualités du vin blanc qui énerve, du bourgogne qui tape vite à la tête, et des vins du sud de la France dont l'une des caractéristiques est essentiellement d'attaquer l'estomac !

Goûter

Rien ou votre part de tarte, si vous ne l'avez pas prise en fin de déjeuner. Je ne saurais trop vous recommander une balade pour l'après-midi.

Dîner

– 3 bâtons d'endives cuits au four, avec 1/2 tranche de jambon blanc maigre par bâton, plus un peu de râpé dessus. Faites une très légère béchamel. La valeur de 2 cuillers à soupe pour tout votre plat.

– 1 bol de fromage blanc 0 % de matière grasse que vous pouvez étaler sur 2 belles tartines de pain au son, complet, noir...

– 1 petite tasse de compote de pommes sans sucre à la cannelle.

Et au dodo, avant la reprise !

1re SEMAINE

Dimanche

Petit déjeuner
1 bol de compote poires/pommes
à la cannelle, sans sucre
2 biscottes avec un peu de beurre gratté
1 œuf brouillé
1 thé léger ou café léger

Pas d'en-cas!

Déjeuner
1 artichaut cuit avec de la macédoine
de légumes et un assaisonnement au yaourt
et aux fines herbes.
1 belle tranche de rôti de veau cuite au four
légumes verts à volonté
ou du chou-fleur
1/4 de brie ou de camembert
avec 1 tranche de pain complet
1 bon verre de vin
1/4 de tarte faite maison

Goûter
la part de tarte si vous ne l'avez pas prise
au déjeuner, sinon, rien

Dîner
3 bâtons d'endives cuits au four, enroulés
dans 1/2 tranche de jambon maigre par bâton
et un peu de râpé
1 bol de fromage blanc 0 % à étaler
sur 2 tartines de pain
1 petite tasse de compote sans sucre
à la cannelle

DEUXIÈME SEMAINE DE STABILISATION

Lundi

Courage et volonté, les filles, on est en haut de côte, bientôt la victoire si les derniers coups de pédales sont les meilleurs. Je sais que c'est à ce moment que vous êtes fatiguée, enserrée dans le carcan du plan de stabilisation. Mais je suis avec vous, devant, derrière, je vous porte. Laissez-vous aller, vous êtes les meilleures et les plus belles, tout le monde vous le dit, il ne reste plus qu'à vous en convaincre.

Bon, bravons toutes les tentations et entrons en deuxième semaine. On a bu son grand verre d'eau, fait ses étirements dans son lit, ses inspirations/expirations, et comme on a une forme éclatante de lundi on est déjà douchées chaud/froid.

Petit déjeuner

– 1 tranche d'ananas frais.

– 2 biscottes maison coupées en mouillettes avec 1 œuf coque.

– 1 thé léger ou 1 café léger.

Occupez-vous de votre squelette à tout âge : dans les problèmes d'ostéoporose (fragilisation des os chez les femmes ménauposées), tout se joue avant 35 ans, parfaitement, les filles ! Pour endiguer ce problème qui touche pratiquement une femme sur deux et un homme sur dix, il est impératif d'avoir une alimentation riche en vitamine D et de pratiquer de l'exercice physique tous les jours, de ne pas fumer ni de boire d'alcool fort, et c'est déjà tout ce que nous pratiquons régulièrement, les cocottes.

Les anorexiques représentent une population à haut risque et doivent – comme nous toutes – passer un examen de densité osseuse.

Pas le moment de mollir. Les efforts d'aujourd'hui seront récompensés demain.

LE GESTE DU JOUR

Si vous voulez de nouveaux gestes chaque semaine, en voici :

Comme d'habitude vous vous habillez, mettez à fond « *Un, dos, tres* » (attention aux voisins qui ne se remuent pas forcément en cadence) et vous courez sur place pendant quarante-cinq minutes. On commence *pianissimo*, on augmente, on met le paquet et on court très vite – toujours sur place –, on ralentit, on s'arrête tout doucement. Vous avez bien transpiré, vous pouvez vous changer et reprendre une rapide douche fraîche et tonique.

En-cas de onze heures et demie

1 bol de fromage blanc à 20 % aux fines herbes fraîches.

MES TRUCS EN PLUS

– *La volaille*

Nous avons placé notre stabilisation sous le signe du bon-vivre. Ce qui veut dire qu'il faut profiter à bon escient de tous les plaisirs de la vie. La bonne chère en est un, même en période de stabilisation. Surtout pendant ce moment précis, vous avez éveillé votre palais et vos papilles gustatives, votre organisme est prêt à recevoir à nouveau tous les goûts de la nature. Toutes les saveurs.

Pour vous mitonner un bon déjeuner, choisissez une volaille de plein air. Nous ne sommes pas dans *L'Aile ou la cuisse*, où de Funès mangeait avec dégoût du poulet en plastique de chez Tricatel, industriel peu scrupuleux plus spécialisé dans le sous-vide que dans le produit frais. Pour vous, votre pintade à la plume alerte ne peut venir que de chez un spécialiste. Votre volailler va choisir sous vos yeux attentifs une volaille dont les griffes des pattes sont bien usées, preuve que la bête a gambadé dans une vraie cour de vraie ferme toute sa vie. L'os du dos de la bête doit être parfaitement dur, autant que sa chair doit être ferme. Elle a également conservé sa tête, que votre volailler va préparer, toujours sous vos yeux. Elle donnera tout son goût à la cuisson.

– *Les biscottes*

Vous avez été parfaitement éduquée et jamais vous ne jetteriez de pain à la poubelle. Seulement voilà, les deux dernières tartines de vos pains coupés s'accumulent à longueur de temps dans votre boîte de bois huche à pain. Plutôt que de jouer les sacrifiées en risquant de vous casser une molaire un jour sur trois, profitez de votre stabilisation pour cuire vos biscottes vous-même. Préparez vos tartines de pain au son, complet, aux céréales, de campagne et de seigle. Préchauffez votre four à 5 pendant dix minutes et mettez-y vos tartines : vous retrouverez de belles biscottes dorées quarante minutes plus tard (attention : vingt minutes de chaque côté).

Pour bien les conserver, enfermez-les une fois refroidies dans un torchon propre et parfaitement sec avant de les redéposer dans votre huche à pain.

Déjeuner

– 1 beau morceau de blanc de pintade ou 1 cuisse et 1 aile.

– 3 belles cuillers à soupe de gratin de courgettes : vous coupez vos courgettes en lamelles et portez à ébullition l'eau dans laquelle vous les avez placées. Arrêtez dès qu'elles sont cuites mais encore croquantes. Égouttez-les très soigneusement. Placez-les dans votre plat à gratin avec un filet d'huile d'olive et un peu de gruyère râpé.

Vous pouvez aussi les cuisiner en purée. Pas de passage au four, mais juste au mixeur après cuisson. Pour rendre votre purée très onctueuse, ajoutez 2 cuillers à café de crème légère à 15 % de matière grasse.

– 1/4 de camembert avec 1 tartine de pain complet.

– 1 pomme ou 1 poire.

Une petite sieste, totalement débranchée du monde, d'une demi-heure.

Vous vous réveillez avec une drôle d'idée dérangeante en tête : bien sûr, vous ça va beaucoup mieux, vous vous êtes prise en main et les résultats sont probants. Oui, mais Petit Pierrot la première Merveille de votre vie, votre fils, comment va-t-il ? Comment ira-t-il dans dix ans s'il conserve ses petites rondeurs charmantes aujourd'hui, mais qui seront déjà inquiétantes dans deux ans ?

Pas de panique, les filles. Vous êtes des nanas formidables, mais aussi, et je vous le dis, des mères hors pair. De grâce, arrêtez de vous culpabiliser à propos de tout. Mais agissez pour le plus grand bien de Petit Pierrot, qui, je vous l'accorde, va vous faire la gueule un jour ou deux avant de comprendre qu'à l'école vaut mieux être connu comme le Barthez de la cour de récré que le bibendum Michelin.

LES DIX ESSENTIELS INCONTOURNABLES POUR ALIMENTER SAINEMENT VOTRE PIERROT

1) Tous les jours Petit Pierrot doit prendre un vrai petit déjeuner. Pour cela, prévoyez un temps assez important pour tous vous retrouver autour d'une table garnie de vraies tartines, de laitages ou d'un bol de lait, et de jus de fruits frais pressés.

2) Petit Pierrot deviendra grand en mangeant des légumes tous les jours. À vous de l'emmener au marché et de le faire cuisiner.

3) Petit Pierrot ne goûtera plus de gâteaux et sucreries, industriels ou pas.

Vous préférerez de très loin lui donner un fruit, une compote maison, ou même une belle tartine au pain au muesli avec un peu de confiture.

4) Bonbons, caramels, Esquimaux, chocolat, le refrain préféré de Petit Pierrot.

Sachez que les crèches et les maternelles ont fait d'énormes progrès en matière de diététique. Le joyeux temps des frites/purée jambon blanc bien gras de notre enfance a laissé la place à de copieux plats de légumes et de poissons maigres, avec laitages et fruits. C'est assez pour Pierrot qui n'est pas une usine à retraitement de fraises Haribo.

5) Si Petit Pierrot a soif, il boit de l'eau.

Non, ce n'est pas une punition, c'est une mesure salvatrice. Il y a trop de sucre dans les sodas, les jus de fruits en bouteille. Attention, les filles, c'est très important, ce que je vous dis là : les enfants forment leurs goûts et leur appétit dans les premières années de la vie, et si vous les mettez au sucre pur toutes les cinq minutes, à 5 ans ils ne sauront déjà plus s'en passer !

6) Déjeunez ou dînez ensemble le plus souvent possible. Pour Petit Pierrot, encore plus que pour nous, l'environnement doit être stable, affectueux, harmonieux. Pour lui, dégagez-vous de tout engagement professionnel le soir, au moins pendant la durée de votre stabilisation (comme ça toute la petite famille se refait une diététique). Et dînez dans la bonne humeur, le calme et surtout prenez le temps de mâcher. Petit Pierrot sera un grand mince heureux s'il comprend qu'il doit mâcher beaucoup ses aliments avant de les avaler. Son estomac n'est pas un broyeur de chez Meccano.

7) Votre Pierrot n'est pas belge : arrêtez les frites et les pommes de terre sautées ! Comme pour vous, la graisse frite lui est proscrite, parce qu'elle est totalement indigeste pour tout le monde. Que ce soit sous forme de frites ou de pommes de terre sautées. De plus, n'oubliez pas que la pomme de terre est déjà un sucre lent, à utiliser avec parcimonie.

8) Petit Pierrot n'aime pas la cervelle/haricots verts.

C'est son droit le plus strict, chères Mamans, et je serai toujours là pour le défendre. S'il n'en veut pas, ne le forcez surtout pas. L'important, c'est qu'il l'ait goûtée et que ses propres goûts l'orientent vers autre chose. Ce sont ses goûts que vous devez former, et pas le forcer à aimer ce que vous aimez. Mais vous ne reproduirez pas les erreurs de votre mère, donc vous ne l'attacherez jamais à sa chaise pour qu'il finisse sa cervelle grillée !

9) Petit Pierrot n'a pas faim : ce n'est pas grave.

Non, il ne couve pas une « coqueluche purulente » attrapée sournoisement au contact de son ami Théo. Il est tout simplement fatigué parce qu'il s'est pris pour Batman tout l'après-midi, proposez-lui peu à manger. S'il laisse son assiette Mickey pleine, ne dramatisez pas, lui sait très bien d'instinct ce dont il a besoin.

10) Petit Pierrot n'a pas besoin de se surprotéiner :

Arrêtez de lui donner une demi-vache à ingurgiter par semaine, il va fabriquer trop d'adipocytes : cellules graisseuses qui ne demandent qu'à gonfler.

Bien, les filles, vous allez appliquer ces petits préceptes au pied de la lettre et de façon continue. Plus que votre équilibre, c'est celui de votre enfant que vous préservez, et là, là... Vous êtes vraiment des grandes, les nanas. Mais tout le monde vous le dit déjà. Et blague à part, si vous suivez ces dix petits commandements pour vous aussi, c'est la base même d'une belle diététique.

Goûter (avec Petit Pierrot)

– 1 ou 2 fines tartines de pain complet, grillé ou pas, avec un peu de confiture dessus.

– 1/2 orange pressée par personne sans adjonction de sucre.

Soyez créative : les dîners en couleurs.

Voulez-vous devenir une grande artiste reconnue dans les meilleures galeries du monde entier ? Oui. Comme toutes les stars de la peinture pop, on va manger en couleurs. En rouge, en vert, orange, jaune, blanc... Vous ne rêvez pas. C'est beau, c'est bon, c'est équilibré. Et Petit Pierrot sera bientôt Picasso.

Nous devons cette idée brillante à Sophie Calle, peintre très connue et qui réalise souvent des interventions artistiques qui ont emballé l'écrivain américain Paul Auster, et nous, bien entendu. Là, les filles, si vous replacez ça dans un dîner en ville, vous êtes d'un coup d'un seul plus snob que toutes les rédactrices de Vogue réunies !

Donc on butine au supermarché, et on achète : assiettes en papier, couverts en plastique, verres en plastique, et petites nappes en papier de couleurs variées (attention, cet achat est capital pour la réussite de votre table et mise en valeur de vos tables par Petit Pierrot).

Un jeu de table pour le régime chromatique : procurez-vous le tout en *orange, rouge, blanc* (facile), *vert* (plus douloureux, courez dans un gros hypermarché), jaune (facile), *rose* (allez au rayon anniversaire des petits, spécial pique-nique, il y a dans ces rayons un grand choix), et toutes ces couleurs mêlées le dernier jour.

Attention, toutes ces recettes empruntées à Sophie Calle sont très rigolotes et colorées, mais surtout extrêmement équilibrées, et ne sont appliquées ici que parce qu'elles entrent parfaitement dans une semaine de dîners de plan de stabilisation. De plus, elles sont pédagogiquement séduisantes pour Petit Pierrot, que vous pouvez mettre aux fourneaux.

Dîner Orange

– 1/2 melon par personne coupé en lamelles.

– 6 gambas grillées, qui peuvent être cuites en brochettes, cela nous fait 2 belles brochettes.

– 1 purée de carottes. Attention, pas plus de 2 belles cuillers à soupe car les carottes sont sucrées naturellement. Avec 2 cuillers à café de crème à 15 % pour la rendre très onctueuse.

– 1 orange en quartiers en dessert.

Utilisation des couverts, nappe, assiettes orange obligatoire.

Avec ça, Petit Pierrot apprend les goûts (sucré/salé), les saveurs (gambas) et les couleurs.

2e SEMAINE

Lundi

Petit déjeuner
1 tranche d'ananas frais
2 biscottes coupées en mouillettes
1 œuf coque
1 thé léger ou 1 café léger

En-cas de onze heures et demie
1 bol de fromage blanc à 20 %
aux fines herbes

Déjeuner
1 beau morceau de blanc de pintade
ou 1 cuisse + 1 aile
3 cuillers à soupe de gratin de courgettes
1/4 de camembert avec 1 tartine
de pain complet
1 pomme ou 1 poire

Goûter
1 ou 2 fines tartines de pain complet
avec un peu de confiture
1/2 orange pressée sans sucre

Dîner
1/2 melon par personne coupé en lamelles
6 gambas grillées en brochettes
2 cuillers à soupe de purée de carottes
1 orange en quartiers

Mardi

Même heure que d'habitude, mêmes gestes : étirements, verre d'eau, série d'inspirations/expirations.

Pensez bien à joindre votre bonhomme et Petit Pierrot à votre exercice. Ils sont récalcitrants. Tant pis pour eux, de toute façon c'est décidé, cette semaine c'est tarif unique : tout le monde déguste les mêmes menus. Il va falloir jouer serré entre un Petit Pierrot séduit par les couleurs mais récalcitrant aux légumes et un bonhomme indifférent à l'art contemporain (le pauvre inculte) et perpétuellement affamé par le stress accumulé chez Toutacrédi, la banque dont il est depuis dix ans le fondé de pouvoir à coups de coude dans l'estomac de ses petits camarades de portefeuille !

La seule distraction de votre bonhomme reste la lecture du *Monde* (ou de *Terres et chasses en France*) le soir en revenant de Toutacrédi avec un bon Ricard ou un Campari soda. Il y a longtemps qu'il ne vous fait plus le résumé de ses journées – toutes les mêmes, de toute façon – sauf le jour où sa secrétaire lui prend deux rendez-vous à la même heure et lui plante un « client à sous ». Et bien entendu vous savez tout des vicissitudes d'un homme passé de l'ère de la blonde peroxydée à celle du Macintosh en plastique gris pour lui confier les informations à transmettre toutes affaires cessantes.

Son petit bedon pousse lentement mais sûrement, il a rangé ses raquettes de tennis pour leur préférer des clubs de golf qui à leur tour hantent le placard des toilettes. Il ne se bouge plus du tout le popotin depuis presque un an maintenant, sauf pour chercher la zappette toujours abandonnée par Petit Pierrot sous un fauteuil, se casser en quatre en pestant après tous les saints du paradis pour ne pas rater *Nulle part ailleurs*. Voilà un homme qui le séduit : Guillaume Durand. Parfait, pensez-vous, à juste titre, mettez le doigt sur l'élégance, la sveltesse et l'éternelle jeunesse de ce dernier. Le magnifique quadra, comme dans *Le Figaro* (avec la voix de Laurent Gerra).

Touché, coulé, vous avez vu juste. Ça lui plairait beaucoup aussi à votre bonhomme de s'habiller avec un pantalon orange, d'avoir une chemise de soie marine et des chaussures en nubuck blanc, même avec des chaussettes.

Alors comme Petit Pierrot, dont d'ailleurs votre bonhomme constate, un rien vexé, qu'il s'y est mis hier, il commence son plan diét pour être beau comme un journaliste de Canal +, c'est un métier à plein temps !

Toutes les recettes de ces vingt et un jours de stabilisation sont bonnes pour toute la famille, si personne ne souffre de quoi que ce soit (médicalement attesté) interdisant ce plan alimentaire, mettez-le en application pour votre bonhomme et Petit Pierrot.

Petit déjeuner
(valable pour tout le monde)

– 1 jus de fruits frais pressés ou 1/2 orange par personne ou 1 kiwi.

– 2 biscottes faites maison avec beurre et miel grattés dessus.

– 1 yaourt maigre, ou 1 verre de lait écrémé, sans adjonction de sucre.

– 1 thé léger ou 1 café léger.

Après, chacun vaque à ses occupations de la journée.

Et là, comme hier où tout à coup le bien-être de votre progéniture vous est apparu comme essentiel, vous vous demandez s'il n'existerait pas quelque pilule miracle faisant fondre sans effort ou presque.

Bien sûr, pas ces espèces d'attrape-foldingues qui fleurissent dans les journaux à piapia que d'ailleurs vous ne lisez pas. Vous savez, ces gélules à base d'ananas bangladais qui font spécialement perdre l'eau retenue dans notre peau d'orange. Ou bien celles qui font tourner les reins à pleine vapeur au point de les bousiller et de vous laisser en dialyse à vie… Et des pires.

Non, vous êtes une femme jeune et responsable, courageuse et volontaire, et vous vous le prouvez tous les jours, sauf que là vous trouveriez un je-ne-sais-quoi qui finisse de vous dévorer la graisse du tour de genou au plus vite ce serait magnifique, et surtout cela vous reposerait l'esprit à tout jamais de savoir que vous pouvez engloutir un paris-brest, puis une pilule aux enzymes dévoreuses de gras – les mêmes que celles qui dévorent les taches de tomate sur le tee-shirt de Petit Pierrot. Vous imaginez le tableau : votre estomac transformé en tambour de machine à laver. Vous mettez dedans les pires sucres et graisses, vous enfournez une pilule censée tout dévorer, qui recracherait le mauvais : gras, sucres, et autres féculents pour ne retenir dans votre sang que les vitamines et les protéines nécessaires à une vie équilibrée. Le rêve ? Et où vont les déchets ? Aux toilettes, et vous suivez. Car cette nouvelle pilule a un nom : Orlistat. Et un ennui, elle vous rend si diarrhéique qu'il faut que vous pensiez immédiatement à accrocher votre téléphone cellulaire dans les W-C, car maintenant vous vivez là !

Non, de grâce, laissez les traitements médicamenteux quels qu'ils soient (à base d'amphétamines qui rendent marteau ou de dévoreurs de gras qui rendent incontinentes) aux très grands obèses, qui eux, croyez-le, en ont un impérieux et cruel besoin.

En-cas de onze heures et demie

– 1 grosse tasse de compote de fruits maison

ou 1 bol de fromage blanc à 0 % aux fines herbes fraîches.

On continue de boire beaucoup d'eau entre les repas, sans excéder toutefois un litre et demi par jour. Attention, n'oubliez pas de prendre du thé vert ou noir dans l'après-midi pour toutes les vertus que nous leur connaissons et dont nous avons parlé.

Déjeuner

– 1 belle assiette de crudités, concombre, radis, betterave, carottes, haricots verts... avec une très légère vinaigrette.

– 1 morceau de colin ou de cabillaud ou du poisson blanc que vous préférez, préparé au four en papillote avec dans l'aluminium un morceau d'oignon, de citron + 1 petite pomme de terre à l'eau.

– 1 fruit.

On boit après le repas.

La sieste en famille

Vue de l'esprit ? Fantasme absolu ? Comment une famille de Français moyens possédant un travail salarié pourrait-elle se retrouver soudainement tous les jours de treize heures trente à quatorze heures pour dormir ? La vie n'est pas un long fleuve tranquille sur lequel on se repose.

Alors vous allez siester chacun de votre côté mais sans hésitation.

Petit Pierrot est certainement celui qui a le moins de soucis car sa maîtresse (d'école, pas sa fiancée Charlotte qui a le bonbon et l'œillade déjà assassins) le couche une heure tous les après-midi. Demandez-lui à l'occasion s'il dort bien pendant ce temps-là, ou s'il échange des photos de Djorkaeff avec son pote Ali.

Vous, on en a déjà parlé : soit vous êtes au bureau et vous vous octroyez vingt minutes de « ne déranger sous aucun prétexte » pour vous décontracter complètement, soit comme moi vous êtes gratifiée du mirifique titre de « femme au foyer » et dans ce cas la vaisselle, les lits, la machine à laver et les courses attendront, vous n'y êtes pour personne pendant une demi-heure.

Votre bonhomme : comment faire dodo au bureau ? Plutôt mal vu chez Toutacrédi. Normal, on n'est pas là pour ronfler, on est venu pour gagner de la monnaie. À défaut de vraie sieste, qu'il prenne réellement le temps de manger (choisir ses camarades de table, prendre le temps de déguster, de mâcher avant d'avaler comme son fils) et de souffler après : lecture de journaux divers, un quart d'heure de marche (seul de préférence, et qu'il concentre toutes ses pensées vers ce qui le rend le plus heureux dans la vie, vous revoir le soir habillée en soubrette ou préparer le dîner Rouge avec son Petit Pierrot, ou même les deux à la fois).

Avec tout ça, n'oubliez pas *le geste du jour* :

Minimum de trente-cinq minutes. Écartez les jambes de 50 centimètres en les laissant bien parallèles ainsi que vos pieds. Baissez tout le corps vers la jambe gauche, en gardant les bras solidement noués dans le dos, passez – sans remonter – vers le genou droit. Puis remontez lentement vers le haut. En fait, vous avez formé un rond à moitié penchée dos droit à moitié relevée toujours dos droit. On inspire en se baissant, on expire en se relevant.

Une petite douchette et au boulot. (Bien entendu, vous pouvez vous livrer à cet exercice sur fond de « On est les champions » le soir avec Petit Pierrot et votre bonhomme.)

Goûter

– 1 biscotte + 1 petite tasse de compote maison sans adjonction de sucre mais à la cannelle.

Vous regardez l'heure affolée comme une biche poursuivie en plein automne au fond de la clairière (voyez le tableau). Il est plus que temps d'aller chercher Petit Pierrot à l'école.

Vous êtes sportswear, mais impeccable. Pour Petit Pierrot aussi vous avez maigri et souhaitez rester comme ça. Pour qu'il soit fier de vous montrer et surtout qu'il ait devant lui l'image d'une maman qui s'aime, qui lui renvoie donc un amour d'autant plus fort qu'elle est stable et en accord total avec elle-même. Mieux vous irez et plus vous serez disponible pour Petit Pierrot, pour lui expliquer la vie, lui faire réciter sa poésie, lui expliquer pourquoi, quand on additionne des choux et des carottes, c'est délicieux à déguster ! Bref, vous saurez parler avec la chair de votre chair de ce qu'il y a de plus important : le sens de la vie (je sais, le thème est vaste et profond, mais finalement toutes ses questions sont très brillantes dans leur naïveté).

Il vous saute au cou dès qu'il vous voit, ça, c'est « l'effet magique du gros poutou de manman ».

Le goûter de Petit Pierrot sera composé d'une belle pomme rouge, ou d'un yaourt avec une petite cuiller à café de cacao sans sucre très touillé dedans. On boit de l'eau, avant ou après son goûter.

Et voilà votre petit bonhomme fin prêt, vous lui avez acheté un tablier de cuistot en plastique devant, pour l'entretien. Vous lui avez appris à casser des œufs sans donner à manger au carrelage de la cuisine, à sortir ses casseroles et ses aliments avant de commencer à cuisiner pour ne pas forcer son estomac à digérer trop de choses glacées. Aujourd'hui Petit Pierrot s'émerveille devant le rouge. Il apprend à dresser un couvert (c'est pas parce qu'un petit garçon met la table qu'il ne finira pas au bras de la plus belle petite fille du monde !). Tout est savamment disposé, assiettes en carton (oui, je sais, c'est le prix du sacrifice pour que Petit Pierrot se mette au plan alimentaire sain), verres et couverts en plastique + serviettes en papier. Tout est rouge aujourd'hui.

Dîner Rouge

– 1 belle salade de tomates pour tout le monde avec vinaigrette légère.

– 1 steak tartare de 120 g par personne avec oignon, sauce Worcester, câpres, un chouia de sauce tomate, 1 jaune d'œuf, poivre et sel moulu.

– 1 bonne tranche de grenade ou une coupe de fruits rouges avec un peu de sucre dessus.

2e SEMAINE

Mardi

Petit déjeuner
1/2 orange ou 1 kiwi
ou 1 jus de fruits frais pressés
2 biscottes avec du beurre et du miel grattés dessus
1 yaourt maigre ou 1 verre de lait écrémé
1 thé léger ou 1 café léger

En-cas de onze heures et demie
1 grosse tasse de compote de fruits maison ou 1 bol de fromage blanc à 0 % aux fines herbes

Déjeuner
1 assiette de crudités avec concombre, radis, betterave, carottes, haricots verts...
avec une très légère vinaigrette
1 morceau de poisson blanc cuit en papillote
1 fruit

Goûter
1 biscotte
1 petite tasse de compote maison
à la cannelle, sans sucre

Dîner
1 belle salade de tomates
avec une vinaigrette légère
1 steak tartare de 120 g
1 bonne tranche de grenade
ou 1 coupe de fruits rouges
avec un peu de sucre

Mercredi

Aujourd'hui, pan pan, pan... Comme les trois coups au théâtre, vous montez sur votre balance tel Roméo au balcon de Juliette.

Vous avez remaigri, incroyable mais vrai ? Non, normal.

C'est l'effet surprise surprise de la stabilisation :

– On reprend un peu de poids parce qu'on remange plus, bien que de façon toujours parfaitement équilibrée.

– On reperd ce poids repris les trois premiers jours de la stabilisation, pour retrouver ou trouver – enfin – son vrai poids.

– Si on garde son éthique diététique pour toujours, alors ce poids qui vous semble un rêve deviendra réalité quotidienne.

Bon, vous vous êtes étendue dans votre lit comme un gros chat, puis vous avez avalé votre grand verre d'eau, ouvert votre fenêtre et fait vos rituelles inspirations/expirations et vous réentonnez en famille : « Je vais bien, tout va bien. »

Petit déjeuner

– 1 petit bol de corn flakes super allégés, au lait écrémé

ou 1 bol de fromage blanc à 20 % de matière grasse.

– 1 biscotte maison avec de la confiture grattée dessus.

– 1 thé léger ou 1 café léger.

Nous voilà mercredi et vous avez Petit Pierrot avec vous pour toute la journée. Bien entendu, vous êtes particulièrement fière de constater que les progrès de votre rejeton en matière picturale sont fulgurants : *Empreintes de mains à la gouache sur mur de chambre*, 1998 ! Quel talent ! Suivi de *Train électrique décomposé sur escalier*, toujours à la même date, l'artiste ayant fini son intervention en apothéose par *Mère tombée sur camion de pompiers dans le couloir*. Non content de repeindre – à sa façon – la moitié de la maison, Petit Pierrot braille et brame à tue-tête et vous fend le cœur : « Maman, du chocolat. » Eh oui, l'enfant réclame, et vous savez bien que le chocolat, avec Petit Pierrot, c'est pire que les religieuses avec vous. On sait quand il commence à en dévorer, jamais quand il s'arrête. Si, au début de l'apoplexie, de la crise de foie, quand roulé-boulé dans sa chambre il réclame de lui-même que vous lui chauffiez une soupe pour le soir. C'est fou comme dans ces moments-là son instinct de survie le rend raisonnable, courageux face à l'adversité, plein de volonté devant son bouillon de grand malade !

LE CHOCOLAT

Pouvez-vous donner du chocolat à Petit Pierrot ?

Une chose est indubitable : le chocolat est bourré de magnésium, élément capital de l'équilibre de Petit Pierrot (surtout pour ses petits nerfs, eh oui, après une bonne colère contre son copain Théo, rien ne vaut un carré de chocolat. De même après un gros stress, bobo à la récré ou fessée de la maîtresse). Mais le chocolat n'est pas un aliment innocent. D'abord il est gras : oui, il provient de la graine de cacao dont on extrait des matières grasses, qui servent à faire le chocolat. Le chocolat lui-même est abondamment resucré. Et non contents du gras et du sucre, nos chers dirigeants européens de Bruxelles ont décidé que tous les chocolats de la communauté n'excéderont plus une teneur en cacao de 70 %, donc ils seront coupés à la farine ou autres féculents. Super ! ? !

Donc, du chocolat, il lui en faut à Petit Pierrot, mais surtout pas trop. Et pas enfermé dans un petit pain ou entre deux bonnes grosses tartines beurrées qui ne feraient que surajouter de mauvaises calories à son absorption.

S'il en réclame le mercredi, cédez pour deux à trois carrés, jamais plus, et cela remplacera ou la prise de l'en-cas de onze heures et demie (attention à son effet pervers, puisque le chocolat sucré favorise les fringales entre les heures des repas) ou du goûter. Ce que je vous conseille vivement pour l'avoir essayé et l'avoir trouvé divin : le fromage blanc au chocolat.

Prenez un bon bol de fromage blanc moitié maigre, moitié 20 %.

Mettez une cuiller à soupe pas trop pleine de cacao Van Houten (le seul qui ne soit pas sucré et qui soit le plus riche en cacao donc en goût) dans le fromage blanc, et battez jusqu'à l'obtention d'un mélange homogène marron clair. Delicious !

En-cas de onze heures et demie

– 1 bol de fromage blanc au cacao

ou 1 grosse tasse à thé de compote maison pommes/abricots, sans adjonction de sucre mais à la cannelle.

C'est pas le tout, comme on dit, mais Petit Pierrot n'est pas seulement le prochain Jean-Michel Basquiat (peintre reconnu pour ses dessins faussement enfantins), il est aussi un estomac sur pattes, et c'est normal, il est en pleine croissance. Attention, il est hors de question qu'il se voie privé de tout parce qu'il est trop rondouillard, on veille simplement à ce qu'il perde le superflu et comprenne qu'il ne faut surtout pas le reprendre en devenant son propre cuistot. On essaie d'en faire un petit garçon conscient, qui se projette dans l'avenir (c'est difficile pour un petit, je sais). C'est lui qui décide de se mettre « au plan alimentaire », il a, comme vous, une démarche volontaire. Et vu son très jeune âge, c'est encore plus merveilleux.

Alors faites chatoyer les repas. Soit en couleurs (ludiques), soit en goûts (les saveurs nouvelles, toute une pédagogie).

Déjeuner

– 1 vraie purée : chacun 2 petites pommes de terre avec crème allégée à 15 % et 1 pincée de râpé, allégé également.

– 1 tranche de viande blanche (dinde) de 120 g, grillée.

– 1 vache qui rit allégée (ou équivalent en portion) avec 1 biscotte maison.

Ce déjeuner tout spécialement conçu pour Petit Pierrot peut être pris la conscience tranquille par toute la famille. Je l'ai goûté et mis au point moi-même avec l'aide de mon Pierrot à moi (qui est celui de mon frère, mais ça fait tout pareil).

On fait sa petite sieste, on couche Pierrot même si c'est l'heure de Super Manga de l'espace.

Une heure après replongez-vous dans le bain.

On n'a surtout pas oublié de boire de l'eau jusqu'à plus soif, si Petit Pierrot veut un peu de fantaisie, un zeste de citron ou d'orange dedans, ça le fait très bien !

Activités du mercredi :

À côté du dernier dessin de petit Pierrot sérieusement épinglé à l'intérieur de la porte du placard de cuisine trônent son emploi du temps et ses menus Sophie Calle en couleurs, son mercredi et son week-end. Plus la mention que vous avez inscrite au marqueur rose : activités. Mais là, l'immensité du vide sidéral s'est emparée de vous. Que lui faire faire, à cet enfant ? Pas de flûtiau : Certes la musique cultive mais ne fait pas fondre le bedon du petit. Pas de dessin : là c'est vous qui en avez assez. Judo : trop japonais. Boxe : trop anglais, et puis quelle horreur... Non, le seul truc qui vous vienne naturellement à l'esprit qui soit tonique, ludique, à pratiquer seul ou à plusieurs, et qui ne coûte pas une fortune en équipement, c'est la piscine.

LES EXERCICES A LA PISCINE

Vérifiez, bien entendu, que Petit Pierrot n'ait pas une aversion totale de l'eau, c'est très rare, en général les enfants se prennent plus pour le *Titanic* que pour des chats craintifs.

Commencez par entrer dans l'eau jusqu'à la taille. Gardez les jambes serrées et parallèles et commencez une série de ciseaux. Ne forcez jamais petit Pierrot, s'il veut s'arrêter après le dixième ciseau, c'est son droit absolu, mais il sent surtout très bien qu'il est fatigué. N'allez pas plus loin, il n'est pas là pour se dégoûter de faire un exercice, ni pour

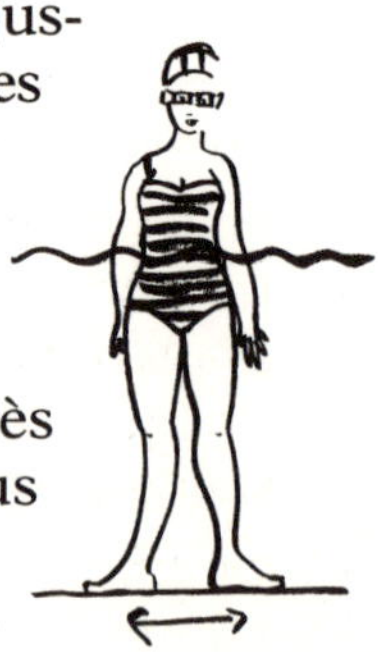

attraper des crampes, ou des vomissements dus au trop fameux « j'ai bu la tasse ».

Après les ciseaux, on souffle.

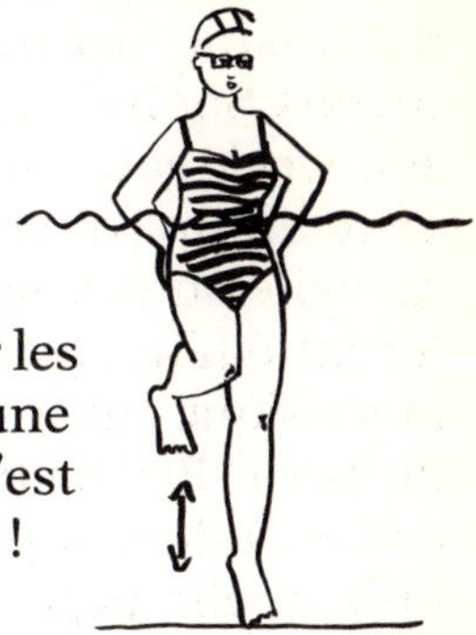

Sautez d'une jambe sur l'autre, mains sur la taille, et toujours de l'eau jusqu'au-dessus de la taille. Comme pour les ciseaux, vous devez imposer une résistance à l'eau, c'est dur, c'est fatigant, mais c'est marrant ! Continuez tant que ça marche.

Si Petit Pierrot sait nager, c'est parfait, nous allons faire quelques longueurs ensemble, voire du water-polo.

Préférez toujours le dos crawlé à la brasse sur le ventre pour des raisons de cambrure. Les lombaires souffrent trop et trop vite dans les nages sur le ventre. La nage sur le dos est un trésor d'équilibre pour tout le corps, dos compris. Vous pouvez tranquillement enquiller une dizaine de longueurs de piscine de 50 mètres (pour votre propre entretien). Quant à Petit Pierrot, tâchons de l'amuser à chaque bout de ligne pour qu'il tienne cinq fois.

Water-polo : allez à la piscine avec un ballon. Jouez à tout et à n'importe quoi dans l'eau jusqu'à la poitrine, ou, si Petit Pierrot sait nager dans le grand bain, avec votre ballon. Jamais vous ne vous rendrez compte, ni vous ni Petit Pierrot, que vous faites un effort car vous jouerez. Et je peux vous garantir – foi de stabilisée – que l'on perd beaucoup de calories et que l'on gagne beaucoup en muscles en long en s'ébattant dans l'eau.

L'eau est notre meilleure amie, camarades de stabilisation.

Sa différence de température (22 °C pour notre corps à 36 °C) nous fait perdre beaucoup plus de calories que tout autre sport parce que notre organisme est en lutte constante durant nos exercices. L'eau nous portant (ce qui est prouvé par les lois physiques que nous connaissons, un corps plongé... bla bla bla) nous permet de faire des efforts sans que nous nous en rendions compte. On en fait donc deux fois plus en étant deux fois moins fatigué.

On se sèche très soigneusement, mon cher Petit Pierrot, on vérifie que l'on a les deux oreilles bien opérationnelles et on ne quitte la piscine que les cheveux totalement secs.

Goûter

– 2 ou 3 carrés de chocolat (s'ils n'ont pas été pris ce matin pour l'en-cas)

ou 2 belles tartines de pain complet avec du miel gratté dessus

ou 1 belle tasse à thé de compote maison.

Après l'effort physique, le réconfort. Petit Pierrot peut vaquer à sa *Guerre des étoiles* pendant que vous vous adonnez à la lecture de votre journal de mode. Vous en avez tous assez fait pour aujourd'hui, il est surtout temps de lui demander s'il a envie de commencer à préparer le dîner, si ça lui plaît de cuisiner, s'il aimerait apprendre de nouvelles recettes. Apprenez-lui à fabriquer des gâteaux de régime, il sera le roi du goûter du prochain mercredi-anniversaire de sa classe.

Le gâteau de régime, tous les gourmands en demandent

Dans un saladier, versez :

1 pot de yaourt qui servira de mesure pour le reste.

2 pots de farine.

1 pot d'huile.

1/2 pot de sucre de canne.

1 œuf (dont le blanc est battu en neige).

Vous pouvez même couper des pommes en lamelles pour les disposer au-dessus de la pâte et mettre le tout au four. Absolument fabuleux !

Dîner Blanc

– 1 filet de turbot (c'est pas tous les jours mercredi) poché à l'eau.

– 3 cuillers à soupe pas débordantes de riz complet, ou gluant, ou basmati (le meilleur de loin). Poivre et sel moulus sur le plat chaud.

– 1 yaourt au lait entier,

ou 1 bol de fromage blanc à 10 % (mélangez préalablement du 20 % et du 0 % dans de grands bols), avec un peu de sucre saupoudré dessus.

2e SEMAINE

Mercredi

Petit déjeuner

1 bol de corn flakes allégés, au lait écrémé
ou 1 bol de fromage blanc à 20 %
1 biscotte avec de la confiture grattée dessus
1 thé ou 1 café léger

En-cas de onze heures et demie

1 bol de fromage blanc au cacao
ou 1 grosse tasse de compote maison pommes/abricots, à la cannelle et sans sucre

Déjeuner

1 vraie purée de 2 petites pommes de terre avec de la crème à 15 % et 1 pincée de râpé allégé
1 tranche de viande blanche de 120 g grillée
1 vache qui rit allégée avec 1 biscotte

Goûter

2 ou 3 carrés de chocolat (si vous n'avez pas pris de cacao le matin)
ou 2 belles tartines de pain complet avec du miel
ou 1 belle tasse de compote maison

Dîner

1 filet de turbot poché à l'eau
3 cuillers à soupe de riz complet ou basmati
1 yaourt au lait entier
ou 1 bol de fromage blanc à 10 % avec un peu de sucre

Jeudi

Quel bonheur de sentir toute une maison s'étirer de bon cœur et de concert tous les matins, avant de se livrer à son rituel inspirations/expirations à l'air libre (parfois pur, petites veinardes qui êtes en « secteur rural »).

Vous remarquez, non sans étonnement, que Petit Pierrot s'agite beaucoup mieux et de bien meilleure volonté que son bonhomme de père. Ne soyez pas déçue, votre bonhomme, comme le mien et comme tous les autres, préfère s'amuser en groupe au Gymclub plutôt qu'avec sa femme. Il trouve cette petite gym respiratoire du matin déplacée, incongrue, ridicule voire grotesque. Plus vous vous agitez en cadence, plus il paresse dans son lit, prétendant que rien ne vaut un quart de repos avalé derrière la cravate avant de retrouver sa folle hystéro de secrétaire chez Toutacrédi.

Il se fourre la tête dans le polochon et même les demandes répétées de Petit Pierrot pour vous rejoindre dans le jardin ou sur le balcon n'y changent rien.

Inutile de lui préparer son ancienne raquette de tennis : ne rappelez jamais à votre bonhomme qu'il a arrêté une activité en cours de route, vous lui renverriez une image négative de lui (c'est marqué dans les bouquins de psychologie). Mais prenez-lui un rendez-vous pour un éventuel abonnement au Gymclub, vous savez, l'affiche où l'on voit une fille de dos en brésilien rouge… Je sais, c'est dur, mais faut bien lui trouver un minimum de motivation. Et en réalité vous ne lui forcez pas la main ; s'il s'inscrit vraiment, il aura l'impression d'être seul responsable de sa décision. Les filles, votre métier de femme mariée (ou équivalent) consiste à faire de votre bonhomme un battant multicarte, et ça occupe une vie, je sais de quoi je parle.

Petit déjeuner

– 1 bol de fromage blanc maigre avec 1 belle cuiller de compote de pommes maison sans adjonction de sucre dedans, mais à la cannelle (sortez le fromage blanc du frigo 30 minutes avant utilisation).

– 1 agrume frais pressé.

– 1 biscotte maison avec 1 café léger ou 1 thé léger.

Tout va bien pour vous. Vous caracolez vers votre mythique taille 38, vous savez maintenant et pour toujours cuire vos biscottes à la maison et faire vos bocaux de compotes. Vous avez même réussi à convaincre Petit Pierrot que la vie est aussi très belle quand on passe son temps à jouer au foot d'un pas léger, plutôt qu'à s'échanger ses crocodiles en jelly à la récré.

Vous êtes une fille formidable, et rien ne vient vous arrêter sur la route du vrai succès de votre vie. Devenue sourde à toutes les sirènes vipérines qui vous prédisaient que vous craqueriez ou n'iriez pas au bout du plan de stabilisation, jugée par quelques maigrissimes jalouses trop carcérale, vous avez gagné à tous les niveaux : pour vous, contre elles et leurs prédictions à la noix, et même votre Pierrot s'y est mis (à mon avis, c'est là que je vous décerne la médaille du mérite familial à créer juste pour vous !).

Ça y est « voilà voilà que ça recommence », chantait Rachid Taha. Vous aussi, vos anciennes peurs vous taraudent la tête, vous vrillent le cerveau et vous laissent sans forces sur votre canapé. Votre première et plus grande angoisse s'exprime à peu de chose près comme ceci :

« Aujourd'hui ça va, mais demain si je replongeais, malgré mon courage, ma volonté, le chemin déjà parcouru et tout le toutim que je me raconte à longueur de journée, si ça repartait comme en quatorze, la tête dans le Nutella, et les pieds dans le gorgonzola ? »

Sachez, les filles, que vous n'êtes pas folles d'être hantées par ce genre d'idées. Bien au contraire, si vous vous posez autant de questions, cela prouve que votre conscience est en parfait état de marche et s'interroge sans cesse sur l'avenir. Vous vous projetez dans le futur, avec volonté mais pas sans interrogations, ce qui constitue le lot quotidien de toute personne responsable et adulte. Choix, sacrifice, acceptation du changement, mise en œuvre de toutes vos forces pour arriver au but fixé. C'était mon indispensable cours de psychologie du jour.

Pourquoi vous vous en sortirez gagnante ?

Parce que vous avez de quoi vous en sortir. Nous possédons toutes un mental très fort qui permet de vaincre des montagnes à condition de l'« actionner », c'est-à-dire de se regarder en face sans tricher et de se dire franchement ce qui ne va pas. Nous, ça va plutôt bien, puisque nous avons très vite cerné le problème : notre petite bouée (sans canard) autour de la taille et nos cuisses en saucisse de Morteau.

Depuis nous n'avons de cesse que nous gagnions, sans jamais relâcher la bride que nous nous étions mise autour du cou. Car nous nous sommes rassemblées, plutôt que nous disperser entre plaintes et excès de bouffe. Nous avons convoqué à notre rendez-vous la volonté, le courage et, c'est vrai pour la première fois, une bonne dose d'égoïsme.

Mais surtout nous gagnons parce que nous visualisons parfaitement ce à quoi nous voulons arriver. La fille à laquelle nous voulons exactement ressembler. Il y aura très bientôt adéquation parfaite entre l'image fixée et le but enfin atteint.

Grâce à cette technique de visualisation du but à atteindre, croyez-moi, on ne flanche jamais. (Regardez toutes ces personnes qui arrivent à se remettre d'accidents graves autant physiquement que psychologiquement, elles ne poursuivent qu'un but pour s'en sortir : redevenir ce qu'elles étaient. Et lorsqu'elles le veulent très fort – comme nous –, toutes les montagnes sont déplaçables.)

En-cas de onze heures et demie

– 3 à 5 beaux pruneaux + 1 grand verre d'eau.

Le pruneau :

Ses propriétés laxatives naturelles sont prouvées. Si, et seulement si, vous le prenez tôt le matin, ou loin d'un autre repas accompagné d'un grand verre d'eau. À défaut d'être puissamment laxatif, il reste un élément excellent de l'équilibre intestinal.

Jamais plus d'une fois par semaine : car il est très sucré, et uniquement si vous en ressentez le besoin. Sinon, il est important de consommer pour la peau et les muscles des petits abricots secs (sucre et vitamines). Prenez-en entre 3 et 5 à la place des pruneaux.

Déjeuner

– 1 belle omelette (2 jaunes pour 3 blancs) aux fines herbes.

– 1/4 de chou-fleur (ou tout autre légume vert cuit vapeur jusqu'à 250 g).

– 1/4 de brie avec 1 tartine de pain au son.

– 1 golden ou 1 poire williams (n'ayez pas peur que les fruits que vous choisissez soient gorgés de soleil et de jus).

Sieste ou repos pour vous et la terre entière, pendant une demi-heure. On réattaque.

PARLONS UN PEU DU FROMAGE BLANC

Comme vous l'avez remarqué, il tient une place importante dans le plan de stabilisation. Pourquoi ? Je vous le dis tout net, les cocottes : c'est facile à acheter et à transporter, on l'aime sucré, salé ou neutre et il remplit très bien et vite nos estomacs. Voilà un aliment particulièrement satiétogène (comme disent les spécialistes chez lesquels vous non plus n'allez plus).

Mais le fromage blanc n'est en aucun cas une obligation, loin de là.

Vous pouvez être profondément allergique à son odeur de lait caillé. Si dès que vous voyez un kilo de fromage, vous imaginez qu'il sort du ventre de la vache ou toute autre sorte d'hallucination qui vous rend impossible son ingestion, échangez-le contre son alter ego : le soja.

Comme vous le savez, le soja est totalement végétal, mais existe en lait, ou sous forme compacte en tofu. Impeccable pour nos camarades végétariennes et celles qui ne supportent pas l'odeur du lait.

En tofu : vous pouvez le consommer coupé en petits dés dans vos salades ou vos soupes de légumes légères (sans féculents).

À propos des protéines en général : bien entendu, le fromage blanc à 0 % ou à 10 % est très vite satiétogène comme le verre de lait demi ou complètement écrémé de petit Pierrot, mais attention, ces aliments continuent à être fortement chargés en protéines animales. N'en abusez pas. Votre corps n'a pas un besoin impérieux d'en ingurgiter des quantités industrielles. Vous n'êtes ni une laiterie, ni un petit veau. Alors de plus en plus régulièrement à partir de la semaine prochaine, c'est-à-dire de la troisième et dernière semaine de stabilisation, vous n'en consommerez qu'en cas de panic attack : faim irrationnelle à calmer dans les plus brefs délais.

Goûter

– 2 petits biscuits de régime (Gerblé, Céréal, Nestlé light...).

– 1 bonne boisson chaude sans sucre ajouté, thé par exemple.

Attention, vous avez bien bu depuis le petit déjeuner, avant ou après les repas. Par petites gorgées d'eau non glacée.

De temps en temps (jamais plus de 2 fois par semaine), vous pouvez prendre un en-cas – goûter qui met du baume au cœur, et surtout à celui de Petit Pierrot :

– 1 barre de céréales au chocolat

ou 1 sachet individuel de 2 petits biscuits de régime (goûtez les nouveaux light de Nestlé).

Le geste minceur du jour :

Vous ne pensiez pas y échapper ? La vie n'est pas tendre comme un morceau de tofu, les filles, proverbe nippon.

• On va nettoyer son placard de cuisine et cirer son plancher, en mettant le paquet ! Il vaut mieux que votre bonhomme adoré ne vous voie pas vous occuper de son sweet home de cette façon, il vous prendrait définitivement pour une déséquilibrée.

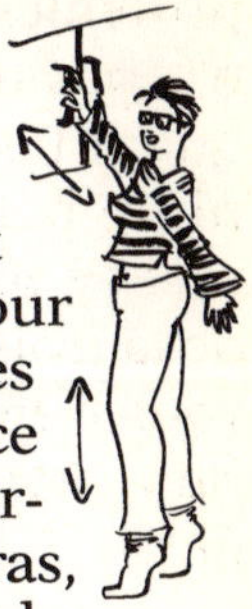

• Ouvrez les portes du placard en y mettant toutes vos forces, comme si un poids très lourd les retenait fermées. Montez sur la pointe des pieds en gardant le dos droit, tendez les bras comme pour attraper la vieille louche cachée derrière les bocaux de compote vides. Répétez l'exercice 20 fois. Toujours accompagné de votre dernier CD fétiche. Inspirez en montant les bras, expirez en redescendant les pieds et tout le corps.

• On retire le linge de la machine à hublot.

Pliez les genoux et jamais le dos. Gardez les jambes bien parallèles, et top du top, essayez de ne pas décoller les talons du sol pour faire travailler tous les muscles des fesses jusqu'en bas des mollets. Remontez à la verticale. Redescendez au hublot toujours dos droit, jambes pliées, c'est elles qui font le boulot et une fois pour toutes pas vos vertèbres lombaires !

Inspirez en descendant vers la lessive propre, et expirez en la remontant jusqu'à son panier. Pareil 20 fois.

Enlevez vos baskets de girls band, et il est déjà l'heure de penser au dîner.

Aujourd'hui Petit Pierrot et vous, tous les deux bourrés d'un espoir fou, voyez la vie en vert.

Dîner Vert

– 1 grosse belle assiette de brocolis (cuits vapeur), concombre et épinards frais en salade. Vinaigrette légère avec huile d'olive, vinaigre balsamique, poivre et sel tout juste moulus.

– 100 g de pâtes fraîches au basilic (très facile, elles se trouvent toutes préparées au rayon frais de votre hypermarché).

– 1 salade de kiwis frais avec un peu de sucre saupoudré dessus.

2e SEMAINE

Jeudi

Petit déjeuner

1 bol de fromage blanc maigre avec 1 cuiller
de compote de pommes maison à la cannelle
1 agrume frais pressé
1 biscotte
1 café léger ou 1 thé léger

En-cas de onze heures et demie

3 à 5 pruneaux ou abricots secs
+ 1 grand verre d'eau

Déjeuner

1 belle omelette aux fines herbes
(2 jaunes pour 3 blancs)
1/4 de chou-fleur ou 250 g de légumes verts
1/4 de brie avec 1 tartine de pain au son
1 golden ou 1 poire williams

Goûter

2 petits biscuits de régime
1 boisson chaude sans sucre

Dîner

1 grosse assiette de brocolis cuits à la vapeur,
concombre et épinards frais
en salade avec une vinaigrette légère
100 g de pâtes fraîches au basilic
1 salade de kiwis frais avec un peu de sucre

Vendredi

Vous êtes comme le président Chirac aux *Guignols de l'info*. En ce moment tout vous réussit. Vous avez une de ces pêches, vous allez, vous venez, vous n'êtes jamais fatiguée. Enfin, plus jamais fatiguée. Vous mariez avec un nouveau bonheur vos activités de femme, au foyer ou au bureau, de mère, d'épouse de votre bonhomme, et de fille formidable. Bref, pour la première fois depuis longtemps voire toujours, vous êtes vous.

Et vous avez mis le paquet : peau nickel chrome, poils en tout genre épilés de près et de frais, coupe et couleur de cheveux que ne manque pas de vous envier Linda Evangelista pourtant jamais en panne de décolo. Petits tailleurs pastel et cintrés, 501 qui tombent pile-poil sur vos fesses « granny », vous portez librement tout ce à quoi vous rêviez emmitouflée, dans vos pull-over scaphandres.

Vous vous étirez et avalez votre premier verre d'eau avec d'autant plus d'aplomb que vous vous sentez belle.

Petit déjeuner

– 2 biscottes maison avec un peu de beurre gratté dessus.

– 1 tranche de jambon de dinde
ou 1 vache qui rit allégée.

– 1 jus d'orange tout juste pressé.

– 1 thé léger ou 1 café léger.

FAITES À VOTRE BONHOMME LA SCÈNE DU *MÉPRIS*

Tout le monde se souvient de Brigitte Bardot demandant à Michel Piccoli dans le film de Jean-Luc Godard, *Le Mépris*, s'il trouve ses pieds, ses seins, ses fesses, ses chevilles beaux, craquants. Évidemment le tout joué par une Bardot lascive et offerte, couchée dans le lit de la villa Malaparte, porte aux déclarations enflammées de la part d'un Michel Piccoli ému.

Vous n'êtes pas Bardot, moi non plus, mais votre bonhomme n'a pas non plus le charme piquant d'un Piccoli encore jeune. Alors plongez, et faites le remake. Ensemble dans la salle de bains déballez le grand jeu : « Dis, comment tu trouves mes cuisses, mon ventre et mes seins, depuis que j'ai maigri ? T'as vu, ma taille et mes joues se sont creusées. Et mes fesses, elles sont fermes et hautes maintenant, tu ne trouves pas ? Dis-moi, comment tu les trouves, mes fesses ? »

Je vous préviens, si votre bonhomme est un modèle standard comme le mien, il va vous répondre : « Qu'est-ce que tu me chantes là ? Tu crois que je ne suis pas assez en retard comme ça ce matin ? Et puis moi je t'aime, point. Grosse, petite, grande, mince mais surtout rousse (eh oui, le fantasme de votre bonhomme, les rousses à forte poitrine !). Maintenant, ça suffit, ta comédie de régime, j'ai horreur des filles plates comme des limandes qui passent leur vie à être de mauvaise humeur parce qu'elles crèvent de faim, et dont la seule préoccupation est le prochain régime à la mords-moi-le-nœud de leur journal de mode. Ras le bol de tes bouillons de légumes, de tes grillades, de te voir passer ton temps à te reluquer dans la glace, j'ai épousé une fille intelligente, pas une gravure de mode de 14 ans d'âge mental. » Paf, tac, vlan. Ça fait très, très mal.

Le pauvre con, l'abruti fini.

Vous renchérissez, et ça vire à la scène de ménage : « Il y a dix ans que je perds mon temps avec un goujat, un égoïste qui se fout de me voir gonfler tous les jours un peu plus. Je serai bientôt transformée en petit tonneau de bière, remarque, tu sais ce que c'est, ta mère est comme ça depuis toujours. J'ai compris, pour toi, l'idéal féminin, c'est ta manman. Robe cache-misère pour pot à tabac. La même allure de 25 à 65 ans. Eh bien, je te dis zut. Regarde-moi, j'existe, je change, j'aimerais que tu m'encourages, c'est aussi pour que tu sois fier de moi que je change, mais non, y a plus rien à faire, tu me regardes comme un bouquet de fleurs défraîchi qui fera encore l'affaire un petit moment, jusqu'à ce que tu me remplaces par la petite qui travaille aux expéditions chez Toutacrédi. »

Stop ! Arrêtez les frais et ne tuez pas ce bonhomme, il a su vous séduire alors sachez le conserver !

Mais prenez bonne note de cette petite anecdote : votre bonhomme vous aime. Votre apparence lui importe peu, cela vous a arraché la peau du cœur, et c'est normal, parce que vous ne trouvez pas de miroir qui vous réponde que vous êtes la plus belle, alors que vous en bavez des ronds de chapeaux pour vous stabiliser. Mais ainsi va la vie – et c'est la même rengaine pour nous toutes –, nous ne maigrissons que si, et seulement si, nous l'avons décidé.

Nous sommes seules, face à notre plan alimentaire de stabilisation, avec notre volonté, et le parfait contrôle de toutes nos émotions. Parce qu'après ce que vient de vous dire votre bonhomme il en faut, du sang-froid, pour ne pas craquer. Plutôt que de pleurnicher, les filles, sur votre sort trop injuste, prenez ça comme un nouveau challenge. En effet, si les gens nous aimaient sans que notre apparence physique entre en jeu, qu'est-ce que ça changerait pour nous ? Nous baisserions les bras en nous disant que finalement ça ne sert à rien de faire des efforts pour séduire.

Eh bien non. Pas du tout. Car notre image ne concerne que nous. C'est notre conscience, et elle seule, que nous devons interroger pour savoir si nous nous aimons ou pas. Et sûrement pas notre mari qui depuis toutes ces années préfère de loin nos qualités de mère et de « femme d'intérieur » organisée. Femme d'intérieur, comme si on nous avait enlevé le droit de sortir depuis que nous faisons logis commun avec Petit Pierrot et bonhomme !

C'est cruellement vrai, les filles, vous ne mincissez et vous ne vous y tenez que pour votre propre bonheur.

En-cas de onze heures et demie

– 1/2 orange pressée

ou 1 petite tasse de compote maison sans adjonction de sucre.

Bien entendu, buvez toujours beaucoup d'eau à température ambiante.

Déjeuner

– 1/2 avocat avec des crevettes roses. Juste un zeste de citron pour l'accommoder (pas de mayonnaise ni de sauce cocktail en bouteille).

– 1 brochette de Saint-Jacques, avec 1/2 poivron grillé.

– 1 yaourt maigre aux fruits.

Courez faire votre petite sieste, ou prendre un repos bien mérité, pas plus d'une demi-heure, il s'agit de se détendre et non de se ramollir pour le reste de la journée.

Vous repensez étonnée à votre menu du déjeuner. L'avocat, vous étiez pourtant persuadée qu'il se collait immédiatement aux hanches. Vous n'avez pas complètement tort, mais il y a un certain nombre d'aliments qui « font grossir » et qu'il faut pourtant consommer.

Drôle de vie que celle de la fille au régime, persuadée qu'il faut, pour maigrir, supprimer complètement et sans faillir : féculents, sucres rapides, légumes et fruits secs. Cette hérésie remonte au temps où Madame Mère lisait dans son propre journal de mode les dernières tendances des régimes, à moins qu'il ne s'agisse là des prescriptions d'un quelconque médecin ignorant et prétentieux.

Oui, les filles, vous devez continuer de manger de tout. Seuls changent les quantités, les méthodes de cuissons et l'accompagnement de ce que nous pensions être nos ennemis jurés.

– *Les légumes secs* : mangez-en une à deux fois par semaine. Ils sont excellents, surtout les lentilles, pour l'intestin (ce sont des fibres) et pour l'équilibre musculaire (ce sont des sucres lents). Faites-les bouillir dans de l'eau contenant un bouquet garni, un oignon coupé en quatre et même une gousse d'ail entière. Sel et poivre fraîchement moulus et c'est parfait.

Il en va de même pour les haricots secs, les fèves, les pois, le boulgour, le blé et la semoule.

– *Les féculents* : prenez absolument des pommes de terre. Une ou deux moyennes à condition qu'elles soient cuites à l'eau, à la vapeur (ce que je vous recommande car toutes les vitamines sont conservées intactes) ou au four.

Mangez deux fois par semaine une cuiller à soupe de riz gluant.

Mangez une fois par semaine cent grammes de pâtes.

Tous les féculents se doivent d'être accommodés sans un pouce d'huile ni de beurre. Et par pitié, les filles, jamais frits.

– *Les viandes rouges*

– *Le bœuf* : vous pouvez consommer un steak de cent vingt grammes deux à trois fois par semaine, à la condition qu'il soit cuit au four (comme un rosbif) ou grillé (attention, la viande grillée un peu brûlée peut s'avérer très indigeste).

– *Le mouton* : très gras, je ne vous le recommande pas pendant la stabilisation. Sauf si vous adorez, prenez-en une fois en brochettes ou côtelette grillée (attention, une cuisson excessive reste mauvaise, le four c'est toujours mieux).

– *Le porc* : aucune charcuterie, ça va de soi. Mais une tranche de jambon maigre le matin ou à un des repas, pourquoi pas ?

– *Les poissons à chair rouge*

– *Le thon* : le plus gras des poissons, comme vous le savez, reste toujours plus maigre que la plus maigre des viandes. Mais cela dit, même pendant la stabilisation, le thon reste un plat à consommer avec une grande modération : une seule fois par semaine, cent cinquante grammes cuits à l'unilatérale avec une pincée de gros sel dessus et des épinards en accompagnement suffisent à notre équilibre.

– *Le saumon* : pas maigre non plus. Si vous aimez beaucoup ça, comme c'est la tendance du moment, prenez une tranche fumée un matin à la place du jambon maigre. Mais pas d'excès, cuit au four, faites-le en papillote ; c'est la meilleure méthode de cuisson.

– *L'alcool* : ne consommez pas d'alcool fort, trop mauvais pour le cholestérol, le cœur, la circulation sanguine et les problèmes nerveux (c'est plus rare, mais ça arrive). En revanche, ne vous privez jamais d'un à deux ballons de bordeaux, du vrai) par semaine. Son tanin est un médicament naturel, anticholestérol. Et grande source d'équilibre.

– *La pâtisserie* : ne dégustez de la tarte que si elle est entièrement faite maison, de la pâte au découpage des fruits (pommes, abricots). N'ajoutez pas de sucre ni de crème. Mangez-en un quart, une fois par semaine pas plus.

À proscrire sans délai : toute pâtisserie industrielle bourrée de crème, de conservateurs, beaucoup trop riche et pas forcément + bonne.

– *Le gras en général* : pas de graisse brûlée ni cuite.

Je ne fléchirai pas là-dessus, c'est un des essentiels de notre plan de diététique.

– *Les sucreries* : vous n'avez droit à aucune ! Ni bonbons, ni Esquimaux, ni chocolats (sauf une fois par semaine une cuiller à café de Van Houten dans le fromage blanc), ni caramels, ni petits gâteaux, ni biscuits.

Jamais de soda.

Mais en revanche : des pommes, un jus de fruits frais pressés tous les jours, des compotes maison sans adjonction de sucre, des poires, des tranches d'ananas tous les jours si vous le souhaitez, mais n'excédez pas cent grammes. Vous pouvez même prendre deux boules de sorbet une fois par semaine.

– *Et enfin jamais de biscuits à apéritif ou d'amuse-gueule* (trop salés, trop gras, ou trop pâteux).

Vous rechantonnez allégrement « Je vais bien, tout va bien ». Et la vie de plaisir reprend enfin ses droits sur le stress de la semaine, puisque nous voilà vendredi soir, et le week-end pointe son nez. Vous ne vous concentrez plus que sur votre bien-être absolu pour les deux jours qui suivent. Quelles que soient votre activité, celle de votre bonhomme et de Petit Pierrot, vous ferez ce qui vous plaît. Et ce que vous aimez, ce sont les excursions et les grandes balades, pourvu qu'elles dépaysent (en forêt), à pied ou à bicyclette. Retrouvez les bicyclettes enfouies derrière les tentes et les parasols des étés précédents, mais toujours en forme. Nettoyez-les, vérifiez-les, tout marche, et enlevez les petites roues de Pierrot cette année. (Les deux sports que doivent pratiquer les enfants en bonne santé sont la natation et le vélo, tout le monde doit être sorti d'affaire à 6 ans 1/2.)

Vous concoctez donc un samedi balade et détente absolue : pas de téléphone portable, aucun sujet de travail abordé... bref, le bonheur.

Si vous le souhaitez, vous pouvez tout à loisir vous faire un petit break avant le dîner, jaune lui aussi : un pamplemousse pressé + mini-tomates jaunes, poivrons jaunes en lamelles.

Pendant ce temps-là, Petit Pierrot se met à la cuisine.

Dîner Jaune

– Salade de pommes de terre et œufs durs :

Faire cuire à l'eau 2 belles pommes de terre nouvelles par personne (moins farineuses, plus fermes, plus savoureuses, plus vite cuites), et 1 œuf dur par personne. Dans un grand saladier, préparez une vinaigrette avec des échalotes finement coupées. Disposez les pommes de terre coupées en tranches fines, et les œufs façon mimosa (il y a un petit appareil qui le fait très bien chez votre quincaillier).

– 2 boules de sorbet citron.

Et hop, au dodo après ce premier dîner du weekend pris tous ensemble. Détendus.

2e SEMAINE

Vendredi

Petit déjeuner

2 biscottes maison avec un peu de beurre
1 tranche de jambon de dinde
ou 1 vache qui rit
1 jus d'orange frais
1 thé léger ou 1 café léger

En-cas de onze heures et demie

1/2 orange pressée
ou 1 petite tasse de compote maison

Déjeuner

1/2 avocat avec des crevettes roses
et du jus de citron
1 brochette de Saint-Jacques avec
1/2 poivron grillé
1 yaourt maigre aux fruits

Pas de goûter, mais éventuellement 1 apéro :

1 pamplemousse pressé
des mini-tomates jaunes
des poivrons jaunes en lamelles

Dîner

Salade de pommes de terre et œufs durs
2 boules de sorbet au citron

Samedi

La maison entière se réveille, respire à fond, s'ébat en cadence dans son lit, avant de boire le verre d'eau et de se jeter comme un seul honnête homme sur sa balance. Ça y est, en fin de deuxième semaine, vous ne bougez plus. Vous y êtes, au nirvana, et c'est le pied. Normal. Tout vous réussit. Vous vous empourprez à l'idée de porter tout ce que vous vous êtes acheté comme nippes, de votre ensemble string dentelle et son soutien-gorge à balconnet à votre tailleur pastel avec jupe taille mouchoir de poche. D'ailleurs vous y êtes, à votre mythique 38. Tous les superlatifs vous vont à ravir et vous êtes dans un tel état d'euphorie que vous n'avez pas envie de refuser quoi que ce soit à ceux que vous aimez. Et aujourd'hui vous aimez tout le monde.

Vous descendez comme une femelle kangourou, par bonds incontrôlés, jusqu'à votre cuisine. Et vous préparez le plus grand petit déjeuner jamais vu :

Petit déjeuner du week – end

– Dans un grand plat, disposez des tranches de dinde, de jambon maigre coupées très finement (à l'allemande) par votre charcutier.

– Placez çà et là les petites compotes maison, ou une grande salade de fruits sans adjonction de sucre.

– Dans une corbeille, disposez toutes les sortes de pains bis que vous avez : son, seigle, complet, noir (allemand également).

– Des fromages blancs maigres et des œufs durs.

– Du thé léger ou du café léger, et du lait écrémé.

Normalement, votre petite famille réunie vous saute au cou.

Prenez votre petit déjeuner du samedi comme le dîner de vendredi. Vous avez le temps, et surtout vous êtes détendus et heureux d'être ensemble.

APRÈS, C'EST L'EXPÉDITION PUNITIVE À VÉLO, LE SPORT LE PLUS COMPLET QUI PUISSE EXISTER

Il fait travailler les jambes, les bras, et si vous rentrez le ventre pendant l'effort, vous le retrouverez merveilleusement plat après (parfaitement, j'ai essayé moi-même).

Pour ménager votre monture et rouler bien et longtemps, vérifiez que votre selle est à la bonne taille (vous êtes assise dessus, il n'y a que les pointes de vos pieds qui doivent toucher le sol). Le guidon ne doit pas vous rentrer dans le cou, avec les coudes coupés en deux, vous devez conserver une posture droite pour le dos, bras tendus, placez donc le guidon assez haut.

Avant de vous mettre en route, regardez bien votre parcours. Ne commencez pas par des côtes plus difficiles à grimper que les gorges du Tarn, vous n'êtes pas Eddie Merckx. Il me semble bien plus raisonnable d'enfourcher votre vélo (pour la première fois depuis longtemps) pour commencer par un bon plat, suivi de montagnes (même russes), creux et bonnes bosses (en étant déjà bien échauffé), et de finir par un plat en sprint final.

Attention : arrêtez tout de suite si vous avez froid, ou si vous sentez arriver l'hypoglycémie (ce qui ne devrait pas se produire si vous avez pris votre petit déjeuner, mais bon, ayez sur vous une barre de céréales).

Il se peut que vous sautiez l'heure du déjeuner, ce n'est pas grave du tout aujourd'hui. Vous déjeunerez (ou bruncherez = déjeuner furieusement tendance) en revenant de guerre à vélo.

Vous êtes de retour après un minimum de trois heures et demie d'activité. Si Petit Pierrot ne tient pas, prévoyez un siège pour enfant à poser sur votre propre bicyclette, et ne vous éloignez pas trop de votre voiture pour y laisser sa bicyclette (je vous dis ça, parce que partir à fond la caisse à dix kilomètres de l'auto et être obligé de revenir à pied avec le bambin dans une main, le vélo dans l'autre, c'est la galère, les filles !).

Déjeuner

– 1 belle assiette de légumes cuits à la vapeur.

– 1 rouget grillé.

– 1 yaourt au lait entier avec une cuiller de miel (pour se remettre de l'effort).

– 1 bonne boisson chaude sans adjonction de sucre et, si vous avez encore faim, 2 biscuits (Lu, Gerblé, Céréal).

Vous vaquiez à de vagues occupations avant de vous changer pour shoppiner avec la famille : fringues et courses alimentaires allaient ponctuer la fin de votre samedi. Soudain, on sonne, c'est votre amie Bénédicte qui entre dans le salon, à la fois ravie et très soucieuse : elle est enceinte, vient de l'apprendre, voilà qui ravit Petit Pierrot qui va avoir un camarade de jeux, mais Bénédicte, elle, se demande si elle ne va pas ressembler à une grosse baleine d'ici à six mois.

COMMENT NE PAS FINIR COMME UN CACHALOT PENDANT UNE GROSSESSE

Ne pas prendre plus de 9 à 11 kilos si vous êtes une femme mince.

Mais vous pouvez en prendre de 15 à 18 si vous êtes maigre (si vous pesez, par exemple, 55 kilos pour 1,70 m).

Mangez bien, et de tout, au début d'une grossesse, pour ne pas carencer votre enfant, surtout si, comme nous toutes, vous êtes perpétuellement au régime : ne manquez jamais de fer, de magnésium et surtout de calcium.

Après les trois premiers mois, ne suivez plus le conseil de nos grands-mères : « Mange pour deux, mon petit », mais alimentez-vous régulièrement et ne sautez jamais un repas : vous devez pendant toute la durée de votre grossesse petit-déjeuner et même goûter, car l'enfant, lui, mange en continu et ne peut donc supporter aucun saut de repas.

Mangez de tout : poisson, œufs, fromages, laitages, pain et féculents, fruits, légumes et matières grasses (vous ne serez plus sujette à aucune nausée).

Buvez beaucoup d'eau.

Ne fumez pas, ne buvez pas.

Perdez le plus vite possible tout le poids excédent et persistant après la naissance, trop d'obésités commencent avec des kilos non perdus après une grossesse.

Si vous avez mal à l'estomac pendant votre grossesse et surtout après les repas, supprimez choux, cornichons, citrons, vinaigre, et ne faites surtout pas la sieste avant une digestion parfaite.

Voilà, les cocottes, tout ce que vous devez dire à cette chère Bénédicte pour la rassurer, et enfin si, comme toutes les femmes, elle a peur du baby-blues, qu'elle prenne beaucoup de calcium pendant toute la durée de sa grossesse.

Si c'est pas du conseil de filles entre elles, ça !

Bon, revenons à nous pour le moment.

Dîner tout Rose

– 1 pamplemousse rose pressé par personne.

– 1/2 botte de gros radis roses bien croquants avec sel et un peu de beurre gratté sur 2 tartines de pain complet grillé, encore chaud quand on le sert.

– 1 belle tranche de jambon d'York grillée (sur la fonction gril du four, pour que les tranches perdent tout leur gras).

– 1 belle salade de fraises.

Aujourd'hui, si vous avez beaucoup pédalé, si vous vous êtes beaucoup donnée, vous pouvez prendre sans hésitation ces trois bons repas, les cocottes, je vous fais entièrement confiance.

Et au dodo !

2e SEMAINE

Samedi

Petit déjeuner

tranches de dinde, jambon maigre, très fines
compote maison ou salade de fruits frais
sans sucre
pain au choix : son, seigle, noir, complet
fromage blanc maigre ou œuf
thé léger ou café léger

Déjeuner

1 assiette de légumes cuits à la vapeur
1 rouget grillé
1 yaourt au lait entier avec une cuiller
de miel
1 boisson chaude sans sucre

Dîner

1 pamplemousse rose pressé
1/2 botte de gros radis roses servis
avec 2 tartines de pain complet grillé
et un peu de beurre
1 belle tranche de jambon d'York grillée
1 belle salade de fraises

Dimanche

On ne s'oblige à rien aujourd'hui. On vit réellement à son propre rythme. C'est ça aussi, la stabilisation. Le degré de stress zéro.

N'oubliez pas pour autant vos résolutions essentielles : le grand verre d'eau à température ambiante avant de se lever, les inspirations/expirations, et le petit geste du jour à accomplir vite fait pour en être débarrassée.

Petit déjeuner

– 1 grand bol de corn flakes allégés avec 1 pomme râpée, ou accompagné de lait ou de fromage blanc maigre

ou 2 tartines de pain complet avec 1 fine tranche de dinde.

– 1 thé léger ou 1 café léger.

LE PETIT GESTE DU JOUR

Gianfranco Ferre, que ses cent cinquante collections haute couture depuis vingt ans hissent au rang de superstar de la mode, dit des femmes que, si elles possèdent des chevilles et un port de tête fin et délicat, elles sont détentrices, sans le savoir, de la véritable élégance. Voici de quoi travailler pieds et chevilles, les cocottes :

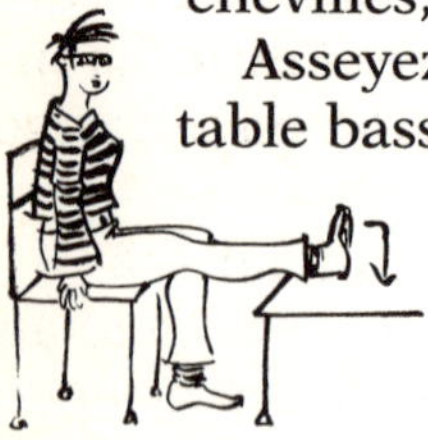

Asseyez-vous le dos bien droit devant une table basse, et posez une jambe dessus. Étirez au maximum le pied dans le prolongement de la cheville. Remontez le pied à la verticale, à angle droit par rapport à la jambe.

Si vous le faites bien, vous devez souffrir du mollet.
Vous recommencez l'exercice 20 fois par jambe.

En-cas de onze heures et demie
Vous avez très bien petit-déjeuné, et allez copieusement déjeuner. Ne prenez cet en-cas que si vous en éprouvez un réel besoin.

1 petite tasse de compote de pommes.

PUIS ALLEZ CHEZ VOTRE POISSONNIER

De deux choses l'une : soit nous sommes en pleine saison des coquillages et crustacés (tous les mois en R, de septembre à avril) et vous commandez un plat garni de tout ce que vous adorez, crabes, bulots, gambas, crevettes, bouquets... pour vous régaler à volonté et sans aucune mauvaise conscience. Soit vous sentez que vos crevettes grises préférées ont la mine triste et vous vous rabattez sur une valeur sûre comme le thon. Vous avez bien raison.

Déjeuner

– 10 asperges vertes tièdes servies avec une vinaigrette légère.

– 1 steak tartare de thon : découpez 140 g de thon en petits cubes réguliers, et faites exactement la même sauce que s'il s'agissait d'un tartare de bœuf : un jaune d'œuf, des câpres, du poivre et du sel moulus, une toute petite cuiller à café de mayonnaise allégée + basilic et ciboulette.

– 1/4 de brie avec une tartine de pain au son
ou 1/4 de part de tarte maison si elle est cuite au four avec des fruits sans adjonction de crème et de

sucre (ou bien 1/4 de gâteau au yaourt dont vous avez aussi la recette).

Goûter

Rien, nous sommes en période de stabilisation, pas de goinfrerie inutile et nocive.

FAITES UNE BONNE PETITE MARCHE

Partez vous époumoner à travers la campagne ou les parcs de votre grande ville. Cette marche n'est en aucun cas un shopping entre copines, les cocottes, marchez au pas de course, ne vous arrêtez pas, et respirez à fond pour éliminer les vilaines toxines.

Si vous fumez comme des locomotives à charbon, mettez à profit cette promenade du dimanche pour ne pas fumer.

En revenant, sirotez un pamplemousse pressé, ou prenez une belle rondelle d'ananas frais.

On va se purger jusqu'à demain en dînant très légèrement ce soir, et surtout de bouillons qui nettoient parfaitement estomac, intestin et foie.

Dîner anisé

– 1 bonne boule de fenouil par personne : coupez-les chacune en 4. Portez-les à ébullition dans 3 litres d'eau. Dégustez en premier l'eau du bouillon de fenouil puis votre 1/4 de fenouil aux poivre et sel moulus.

– yaourt au lait entier.

Au dodo avant la troisième et dernière semaine.

2e SEMAINE

Dimanche

Petit déjeuner

1 grand bol de corn flakes allégés
avec 1 pomme râpée, ou accompagné
de lait ou de fromage blanc maigre
ou 2 tartines de pain complet
avec 1 fine tranche de dinde
1 thé léger ou 1 café léger

En-cas de onze heures et demie

1 petite tasse de compote de pommes

Déjeuner

10 asperges vertes tièdes avec
une vinaigrette légère
1 steak tartare de thon
1/4 de brie avec 1 tartine de pain au son
1/4 de part de tarte maison sans sucre ni crème

Dîner

2 grands bols de bouillon de fenouil
1/4 de fenouil avec poivre et sel
1 yaourt au lait entier

TROISIÈME SEMAINE DE STABILISATION

Lundi

Quatre semaines de régime plus deux semaines (déjà) de stabilisation. Vous avez minci, prouvé que ça pouvait durer. C'est-à-dire entrepris et gagné le plus grand combat de votre vie.

Cette dernière semaine, je l'ai voulue récapitulative et pleine d'énergie. Vous pouvez vous en servir de base de diététique à vie. Elle est particulièrement équilibrée, sans être carencée. Suffisante et nécessaire pour ne souffrir d'aucune fringale, d'aucun manque qui vous amènerait à flancher. Tout ce que je vous raconte là, les filles, mine de rien, je l'ai mis au point moi-même il y a maintenant quatre ans et je peux vous prouver que ça me réussit fort bien. Des exercices de gym (pour cocottes aussi fainéantes que moi) aux recettes pour nanas aussi peu cordon-bleu que je le suis, tout est de moi. Alors maintenant que vous avez parfaitement confiance en vous, vous pouvez avoir tout à fait confiance en moi.

VOICI LES ESSENTIELS QUE VOUS NE DEVEZ JAMAIS OUBLIER QUOI QU'IL VOUS ARRIVE, VOTRE BIBLE DE LA BONNE FORME

1) On s'étire dans son lit, on boit son grand verre d'eau à température ambiante, on enchaîne sur sa série d'inspirations/expirations à l'air frais.

2) Quoi qu'il arrive, réveil qui n'a pas sonné, retard dû à l'occupation de la salle de bains une heure par votre bonhomme, vous petit-déjeunez, sans excitation inutile, même si vos serviettes de toilette servent à éponger la salle de bains.

3) Je ne suis toujours pas fan des en-cas de onze heures et demie, surtout en fin de stabilisation, mais si vous ne pouvez pas vous en passer...

4) Ne sautez jamais aucun repas.

5) Pesez-vous deux fois par semaine, c'est largement suffisant (attention, pas moins non plus, c'est comme ça que l'on regrossit).

Pour l'heure :

Petit déjeuner

– 1 œuf coque.

– 2 biscottes maison et un peu de beurre gratté dessus.

– 1 orange pressée toute fraîche.

– 1 thé léger ou 1 café léger.

Pesez-vous. Normalement, c'est le nirvana absolu, le bonheur car tout va bien. Vous vous surprenez à vous regarder les fesses et le ventre, les seins et le cou dans votre glace, vous goûtez à l'infinie douceur d'avoir le poids dont vous rêviez. Si, malheur tragique, vous avez repris un peu de poids, au maximum un kilo et demi, depuis votre plan de stabilisation et que vous ne le reperdez pas, c'est aussi normal. Cela prouve tout simplement que votre organisme n'était pas à son vrai poids après votre amaigrissement trop violent, et qu'il a maintenant atteint son vrai rythme. Heureusement que je suis là pour vous rassurer, les filles. Dans les deux cas de figure, votre vie, c'est *La croisière s'amuse*. « Love »... et je vous laisse chantonner le reste de la chanson.

PRENEZ-VOUS POUR CAROLYN CARLSON

Comment ça nous n'avons pas le talent de cette chorégraphe américaine, belle comme le jour, légère comme une bulle de Palmolive et souple comme la liane de Tarzan ? Parce que vous pensez vraiment que lorsqu'on hurle *I will survive* dans notre dressing on ressemble à Diana Ross ? Bon, alors nous sommes bien les premières à savoir que le ridicule ne tue plus depuis longtemps.

Mettez votre disque préféré, votre body avec collants épais, et rien d'autre hormis les baskets de Spice Girl et déhanchez-vous à fond les ballons pendant une demi-heure. Transpirez bien, c'est ça qui fait pro. Attention, ne prenez pas froid aux articulations, chevilles et dos, enveloppez tout ça dans de bons lainages (il y a tout ce qui faut chez Repetto, ou à Auchan). Ce petit exercice de danse est obligatoire, vous n'y couperez pas avec moi, les filles, deux fois par semaine, casez-le à l'heure qui vous arrange. Douchez-vous juste après. Finissez à la douche froide sur les jambes et les seins.

En-cas de onze heures et demie

– 1 pomme.

Déjeuner

– 1 belle salade de tomates, vinaigrette à l'huile d'olive, au vinaigre balsamique et poivre et sel juste moulus.

– 1 poulet cuit maison avec oignons, eau dans le fond du plat (1/2 cm), vous pouvez prendre largement 1 blanc et 1 aile, à la condition expresse de ne jamais manger la peau.

– 1 yaourt maigre.

Vous allez bien, enfin beaucoup mieux, mais vous ne pouvez empêcher votre conscience de se poser encore mille questions à la seconde. Et c'est normal, c'est la preuve que votre volonté est mise à l'épreuve sans cesse, que serait-elle d'ailleurs si elle n'avait pas à se justifier tout le temps ?

Et ma cellulite, cet été, sur la plage sera-t-elle vraiment partie ? Et mes cuisses, seront-elles vraiment fermes ? Et mes dessous de bras, seront-ils autre chose que des manches chauve-souris ?

Ça tourbillonne, ça papillonne là-dedans comme jamais. Oui, vous serez parfaitement en forme l'été prochain, si vous faites tous les jours (ou très régulièrement) les exercices que je vous donne à faire cette dernière semaine.

Et il n'y a pas que ça heureusement, il y a également les vrais aides minceur qui ne sont pas des médicaments. Mais des gels ou des crèmes et de petites gélules qui bien appliqués et prises avec sagesse vous aideront si vous continuez à vous aider vous-même, bien entendu.

Allez chez votre pharmacien parce qu'il est le seul habilité à vous conseiller légitimement sur ce que vous pouvez et ne pouvez pas prendre. Jamais un honnête apothicaire ne vous vendra d'Orlistat (molécule servant à détruire l'excédent de graisse des grands obèses, lorsque ces derniers suivent des régimes hypocaloriques appropriés, ce qui n'est nullement votre cas, les filles).

FAITES-LUI FABRIQUER LA CRÈME ANTICAPITONS

Voici la posologie (extrêmement sérieuse, ayez confiance) que vous devez demander à votre pharmacien. Tous les bons concoctent encore eux-mêmes leurs crèmes.

– Extraits hydroglycologiques de prêle : 5 grammes.

– Marron d'Inde : 10 grammes.

– Lierre : 10 grammes.

– Huile essentielle de genièvre : 1 gramme.

– Dans 25 grammes de gel neutre.

Vous me direz ce que vous en pensez, les filles, lorsque vous vous serez massé les capitons graisseux jusqu'à pénétration complète du gel.

Goûter

– 1 bonne tasse de thé vert.

– 2 mandarines.

Surtout mettez comme jamais le paquet sur votre look. Vous avez acheté les basics beaux et solides dont vous rêviez, c'est le moment ou jamais de les porter. Changez-vous tous les jours au gré de vos envies. Vous vous voulez tour à tour glamour, sportive, active woman, dépliez votre panoplie en conséquence. On ne dira jamais assez combien il est important de s'habiller en fonction de l'humeur du jour. *On se doit d'être en adéquation parfaite avec soi-même à chaque instant, pour être très bien dans sa peau.*

Dîner (que vous soyez seule ou en famille)

– 1 beau morceau de lapin par personne (sans la sauce de cuisson) :

Faites cuire un lapin dans une cocotte avec un fond d'eau, oignons, thym, pruneaux. Vous badigeonnez votre lapin de moutarde, et le mettez à feu doux dans votre cocotte.

Évidemment vous ajoutez poivre et sel moulus, et vous faites l'impasse sur les lardons.

– 2 pommes de terre à l'eau (petites et jeunes) par personne.

– 1 poire.

3e SEMAINE

Lundi

Petit déjeuner
1 œuf coque
2 biscottes maison avec un peu de beurre
1 orange pressée
1 thé léger ou 1 café léger

En-cas de onze heures et demie
1 pomme

Déjeuner
1 belle salade de tomates avec vinaigrette
1 blanc et 1 aile de poulet cuit maison,
sans la peau
1 yaourt maigre

Goûter
1 bonne tasse de thé vert
2 mandarines

Dîner
1 beau morceau de lapin sans sauce
2 petites pommes de terre
1 poire

Mardi

Je passe sur ce qui est devenu nos grands classiques, de l'étirement de félin au verre d'eau et aux inspirations/expirations à l'air libre et frais.

Et, les filles, pendant que j'y repense, on ne dort jamais dans une chambre surchauffée. Vous vous voulez énergique, c'est le moment ou jamais de le prouver. Entre 18 et 21 °C, c'est suffisant pour bien dormir et se réveiller autrement que la tête dans un compteur à gaz !

Vient ensuite le moment béni du petit déjeuner. C'est capital de bien commencer sa journée par un repas léger certes mais composé de choses que l'on déguste avec un vrai plaisir :

Petit déjeuner

– 2 biscottes maison avec un peu de beurre gratté dessus.

– 1 bol de fromage blanc maigre aux fines/herbes.

– 1/2 pamplemousse pressé ou 1 kiwi.

– 1 café ou 1 thé.

Attention, comme pour l'eau dont on fait grande consommation, ne dégustez jamais de fromage blanc glacé tout juste sorti du frigo. C'est le meilleur moyen de gonfler, de ne pas le digérer, de ne lui trouver aucun goût, bref de s'en dégoûter.

COMMENT CONSERVER UN VENTRE PLAT

(si ça, c'est pas du conseil en or massif !)

– Posez votre fourchette entre chaque bouchée, mâchez et reprenez votre ustentile.

– Ne prenez pas tous les jours des plats de légumes crus qui fermentent dans l'intestin et provoquent des ballonnements, préférez-les cuits.

– Ne fumez pas, ne consommez pas d'alcool.

– Évitez le pain blanc associé aux légumes secs, c'est trop pour un seul repas et vous finissez en baudruche !

– Ne consommez pas de graisse ni de sodas (ça, c'est pour la vie, mais vous savez que c'est le prix du succès).

En-cas de onze heures et demie

– 1 bol de thé vert avec 1 biscuit light (Lu).

Allez, les cocottes, on ne lâche ni le bon bout ni son livre, dans quatre jours, c'est la quille.

Enfin entendez par là que vous n'aurez plus besoin de me consulter tous les jours car vous saurez exactement ce qu'il faut suivre comme plan alimentaire et faire comme petit exercice.

LE GESTE DU JOUR

Ayez l'intérieur des cuisses comme celui de Sharon Stone, y a pas qu'elle qui a le droit d'être ferme !

Asseyez-vous sur votre tapis de sol, face à une chaise le dos bien droit, les bras sur les côtés posés sur le sol.

Placez chaque pied contre le pied de la chaise, le plus haut possible. Enserrez la chaise de vos pieds et resserrez vos jambes comme si vous vouliez rapprocher les pieds de la chaise l'un vers l'autre. Eh oui, ça chauffe à l'intérieur des cuisses. À faire 20 fois, sans pour autant courir au claquage !

Déjeuner

– 3 beaux verts de poireaux cuits à l'eau et dégustés froids avec une légère vinaigrette.

– 1 steak de 120 g cuit au four ou à la poêle anti-adhésive.

– 1/4 de camembert avec 1 fine tartine de pain au son.

Reposez-vous une demi-heure comme tous les jours, dressez un rempart indestructible entre le monde et vous. Puis revenez encore plus en forme, plus combative, et repensez avec amusement que vous avez mis votre famille ou vos meilleur(e) s ami(e) s au régime, vous avez réussi à emballer sec l'homme de la photocopieuse avant de vous apercevoir que c'était bien juste pour un soir, bref, vous avez assuré, et vous êtes rassurée. Vous avez remodelé votre corps et racheté un dressing. Vous êtes comme toute neuve, *c'est une renaissance complète*. Et, comme dans toutes les naissances, il faut arriver au monde lavée de toutes vos anciennes scories (c'est joliment dit, non ?), en fait, les filles, il faudrait que vous puissiez vous débarrasser de votre cellulite. Et vous savez quoi, j'ai la méthode.

BAIGNEZ-VOUS DANS UNE « EAU MIRACULEUSE »

Portez à ébullition dans trois litres d'eau la décoction suivante : cinquante grammes de vigne rouge, cent grammes de lierre grimpant. Une fois bouillie, filtrez-la et ajoutez cette décoction à un bain bien chaud. Cela dégorge à coup sûr les tissus.

Ainsi que l'absorption de deux bols de thé vert dans l'après-midi.

Goûter

– 1 pomme nature ou cuite au four sans adjonction de sucre.

– 1 bol de thé vert.

Bien entendu, je ne vous l'ai pas rappelé, mais vous continuez à acheter frais tous les jours. N'oubliez pas, les filles, que la vraie diététique exclut les conserves, les plats industriels, les jus de fruits autres que ceux que nous pressons avec nos petits bras musclés. Continuez bien à demander à vos primeurs et à vos bouchers et poissonniers ce qu'il y a de meilleur à prendre au cours du jour ! Soyez des Coffe en jupon, les filles !

Dîner

– 1 bon gros bol de bouillon de légumes (tous les légumes du potager, sans les pommes de terre).

– 1 filet de rascasse en papillote avec 1 belle tomate coupée en quatre, 1/2 carotte et 1 oignon en lamelles fines, accompagné d'un gratin de courgettes (avec juste un peu de gruyère râpé).

– 1/2 mangue fraîche.

Au dodo pour une nouvelle journée demain, pleine d'énergie et de bonne humeur !

3e SEMAINE

Mardi

Petit déjeuner
2 biscottes maison avec un peu de beurre
1 bol de fromage blanc maigre aux fines herbes
1/2 pamplemousse pressé ou 1 kiwi
1 café ou 1 thé

En-cas de onze heures et demie
1 bol de thé vert
1 biscuit allégé

Déjeuner
3 beaux verts de poireaux cuits à l'eau,
avec une vinaigrette légère
1 steak de 120 g
1/4 de camembert avec 1 fine tartine
de pain au son

Goûter
1 pomme nature ou cuite au four sans sucre
1 bol de thé vert

Dîner
1 gros bol de bouillon de légumes
1 filet de rascasse en papillote avec
1 tomate, 1/2 carotte et 1 oignon
gratin de courgettes
1/2 mangue fraîche

Mercredi

On rapperait bien volontiers ce matin. Tout va bien : l'étirement de chat sauvage, le verre d'eau, les inspirations/expirations, on a tout bon. Grimpez sur votre balance avec le détachement de Linda Evangelista. Nous sommes fières de nous, et notre pèse-personne nous le rend bien. Balance, balance, suis-je la plus mince ? Oui, oui, vous rassure votre nouvelle meilleure amie. Puisque ça y est, vous avez gagné votre pa-ra-dis. Vous pesez un poids idyllique : 56 kilos pour 1,67 m, qui l'eût cru ? Personne sauf vous bien entendu. Ce n'est pas une raison pour partir au bureau avec votre Terraillon autour du cou.

À PROPOS DE BALANCE

Si vous devez en acheter une neuve, n'hésitez pas à prendre un bon vieux modèle à aiguille, comme il y a chez votre docteur. Ce sont de loin les plus fiables, elles sont exactes (ne se trompent jamais de plus de cent grammes), ce qui est impossible à obtenir avec les balances électroniques qui oscillent de cinq cents grammes. Vous imaginez, il s'agit pour nous d'une semaine entière d'efforts !

De plus, vous pouvez grâce à la petite molette remettre l'aiguille devant le 0 tous les jours.

Petit déjeuner

– 1 orange pressée.

– 2 biscottes maison avec un petit peu de beurre gratté dessus.

– 1 tranche de dinde fine.

– 1 thé léger ou 1 café léger.

Partez du bon pied avec l'œil ouvert sur la vie et votre forme retrouvée, les filles. Vous avez l'impression que vous êtes devenue invincible, vous l'êtes. Rien ni personne ne vous résiste, ni votre chef de rayon, ni votre belle-mère, ni votre amie Bénédicte qui se prend une belle veste avec l'homme de la photocopieuse.

Vous riez de votre petite revanche sur la vie. Vous avez raison, sauf que ce n'est pas une revanche, les cocottes, c'est justice. Jusqu'à maintenant, vous seule saviez que vous étiez la plus belle, mais surtout la plus raisonnable, volontaire et équilibrée. Maintenant c'est officiel, faites-le publier dans votre journal local.

On vous prendra pour une folle ? Notez qu'aller très bien par les temps qui courent peut paraître louche. Vous finirez chez les zinzins de Philippe Vandel, à Canal +, la gloire !

LE GESTE DU JOUR

On travaille comme des professionnelles maintenant (autant à la maison tous les jours, qu'à son Gymclub deux fois par semaine).

Pour des fessiers et des cuisses à la Naomi Campbell :

Sortez votre tapis de sol, mettez-vous à quatre pattes dessus, le dos parfaitement plat. Commencez par tendre une jambe à l'horizontale, montez-la le plus haut possible, et baissez-la, tout doucement, en gardant toujours le dos parfaitement plat. On inspire en montant la jambe, on expire en la descendant. Faites vingt fois l'exercice, vingt fois par jambe, bien sûr !

En-cas de onze heures et demie

– 1 bon bol de thé vert.

– 1 belle poire.

Contrôlez bien vos petits nerfs : vous êtes actuellement dans un état de surexcitation, vous voyez ce que je veux dire. Comme un moteur de voiture qui serait en sur-régime, et en général le survoltage finit mal : ça casse. Je vous interdis bien de craquer. Vous êtes dans une espèce de nervosité permanente due, peut-être, à l'euphorie de vous retrouver comme vous vous rêviez, ou provoquée par ce manque de sucreries qui vous rassérénaient. Tout ça n'est pas très raisonnable... Pour aller vraiment bien, il faut que vous viviez la fin de votre stabilisation de la façon la plus détendue possible. Imaginez un peu toutes les femmes au régime en train de grimper aux baobabs pour montrer « qu'elles vont bien, que tout va bien ». C'est absolument impossible à vivre autant pour vous que pour l'entourage immédiat. Ne devenez surtout pas une pasionaria du kilo, une fille branchée en boucle sur un seul sujet : la traque de la peau d'orange. Là, vous deviendriez vraiment comme toutes les autres !

Non, soyez cool. Restez calme, parce que c'est aussi une des mamelles essentielles de votre nouvelle « diététique de la vie » d'être parfaitement décontractée par rapport au travail que vous avez accompli sur vous-même. Ce travail n'est d'ailleurs parfaitement réussi que si vous avez le recul nécessaire pour comprendre que ce que vous venez de faire est un bel effort, mais rien de plus qu'un régime. Savoir qu'on a réussi le challenge que l'on s'est fixé est une victoire, devenir son propre porte-drapeau de la traque antikilo est ri-di-cu-le.

Déjeuner

– 1 belle part de moules marinières. Cuisinées sans graisse mais avec un bouquet garni, des oignons, du poivre juste moulu. C'est tout de même très goûteux.

– 1 belle assiette d'épinards en branches.

– 1 yaourt nature au lait entier.

Au dodo, ou au repos pour une demi-heure.

Et vous reprenez votre activité débordante de l'après-midi : entre le dossier à boucler, Petit Pierrot à aller chercher à l'école, le dîner à préparer et le repassage à finir, avez-vous le temps de vous occuper de vous ?

Oui et oui. Quoi qu'il se passe dans votre vie, vous vous devez de vous accorder du temps dans la journée. Du temps rien que pour vous. Pour vous sentir encore exister en tant que jeune belle nana, et pas seulement comme secrétaire-mère-épouse. Faites régulièrement le point sur votre vie, et posez-vous sans vous ménager les bonnes questions. Je sais qu'elles sont parfois violentes ou graves, mais les refouler et attendre la tête dans le sable que ça pète n'arrange rien.

Posez-vous des questions existentielles

• *Est-ce que ça se passe toujours bien au lit avec Jean-Benoît ?* Si oui, parfait. Mais si vous sentez qu'il y a du mou, parlez-en tout de suite avec lui, avant que le malaise s'installe. Avant que le Viagra ne ponctue votre vie (l'enfer). Ce n'est certainement que passager, dû au stress, à votre nouvel aspect qui peut l'émouvoir et le rendre tout timide. À vous de prendre les commandes et de montrer que plus que jamais vous avez besoin de tendresse, et que c'est aussi pour être fière d'être regardée que vous avez changé.

• *Suis-je toujours aussi disponible pour les autres ?* Vingt fois plus et mieux qu'avant, car vous avez vous-même réglé vos problèmes. Vous pouvez d'autant mieux écouter et comprendre vos copines qui finalement ont les mêmes soucis que les vôtres. Ce n'est pas parce que vous prenez le temps de vous occuper de vous que vous oubliez les autres, au contraire, vous n'avez de cesse que vous les rendiez aussi heureux que vous.

• *Aujourd'hui ça va, mais dans dix ans comment ira ma peau avec ce régime ?* Si vous continuez à conserver la même diététique, et le même engouement pour votre « geste du jour », alors tout ira pour le mieux. Vous ne ressemblez pas à ces filles qui jouent au Yo-Yo permanent avec leurs kilos, ou arrêtent net tout exercice après une perte de poids importante.

• *Et si Petit Pierrot avait un jour une sœur ou un frère ?* C'est tout ce que l'on peut vous souhaiter si vous le désirez vous-même. Vous suivrez les mêmes conseils que ceux que vous avez donnés à votre amie Bénédicte. Et continuerez d'appliquer vos conseils diététiques à tous vos enfants, car ce sont les bases de toute une vie.

Bon, vous voilà rassurée. Et surtout n'oubliez jamais un truc, les filles : une petite partie de jambes en l'air permet de perdre très vite beaucoup de calories !

Goûter

– 2 biscuits light de Lu.

– 1 tasse de thé non sucrée.

Ça allait bien, et puis là tout d'un coup après le bureau, vous faiblissez. Un je-ne-sais-quoi de mélancolique vous lamine le cœur et vous étouffe l'estomac. Ça ne va plus, mais plus du tout. Vous êtes en train de réaliser que vous n'êtes pas dans un plan alimentaire ponctuel de stabilisation mais que vous en avez pris pour la vie, eh oui !

C'est là la chose la plus délicate mais la plus importante à comprendre. Vous n'êtes pas au régime + stabilisation pour trois semaines maximum avant un regavage à fond les manettes, mais si vous voulez vous découvrir tous les jours aussi jolie qu'aujourd'hui, votre hygiène alimentaire ne doit plus jamais changer. Asseyez-vous, vous venez de recevoir la nouvelle, même avec les trente paires de gants que je viens d'utiliser pour vous la communiquer, je sens que c'est dur à avaler. Respirez à fond, on a quand même vu pire catastrophe ! C'est comme ça, pour être belle, il faut souffrir. Madame Mère vous le répète depuis le jour où elle tira sur vos cheveux emmêlés pour en faire deux nattes sages. À cette époque, pour vous consoler, elle aurait dû vous donner une image de Sheila plutôt que trois carrés de chocolat.

Dîner

– 1 belle escalope de veau de 140 g grillée au four, ou à la poêle antiadhésive.

– Faites cuire des endives en petits cubes dans de l'eau accompagnées d'un cube de bouillon (Knorr très bien, ou équivalent) exhausteur de saveurs. Prenez autant d'endives que vous le désirez, c'est 80 % d'eau.

– 1 bol de fromage blanc avec 1 cuiller à café de confiture, sans sucre ajouté.

3e SEMAINE

Mercredi

Petit déjeuner
1 orange pressée
2 biscottes maison avec un peu de beurre
1 tranche de dinde
1 thé léger ou 1 café léger

En-cas de onze heures et demie
1 bol de thé vert
1 belle poire

Déjeuner
1 belle part de moules marinières
1 belle assiette d'épinards en branches
1 yaourt au lait entier

Goûter
2 biscuits allégés
1 tasse de thé non sucrée

Dîner
1 escalope de veau de 140 g
des endives à volonté
1 bol de fromage blanc avec une cuiller
à café de confiture, sans sucre ajouté

Jeudi

Vous vous sentez dans un drôle d'état tout de même, entre surexcitation de vous voir si mince, et léger blues de comprendre que c'est pour la vie. Eh, les filles, le dimanche c'est aussi fait pour le farniente total avec ballon de bordeaux, part de tarte ou sorbet, 1/4 de fromage et pain... Le reste du temps, soyons honnête, on vit comme toutes nos copines. C'est quand même mieux de savoir qu'en plus des emmerdes de Macintosh qui plantent, vous partagerez avec votre copine Bénédicte les soucis des pages mode de votre magazine préféré, et lui donnerez des conseils anti-ballonnements après les repas de légumes. Elle est pas belle, la vie ! On vient de passer en revue ses grands classiques : étirements, verre d'eau, inspirations/expirations à l'air libre, douche terminée froide. Bref, on est à l'heure, parfaitement en forme, réveillée et fraîche. Et ça, c'est la garantie d'une journée équilibrée, dont on sait gérer le stress et contrôler les émotions consécutives.

Petit déjeuner

– 1 bol de fromage blanc maigre aux fines herbes ou au faux sucre, ou avec de la compote de fruits maison non resucrée.

– 1/2 banane.

– 1 thé ou 1 café.

Au fait, les filles, pensez bien au make-up et au rafraîchissement de la coupe de cheveux qui vous finit un nouveau look.

Évidemment, vous ne pouvez plus être, à dix kilos de moins qu'il y a deux mois, ni coiffée ni maquillée de la même façon. D'abord vous n'avez plus l'accent à mettre, comme avant, sur ce qu'il y a de plus sympa en vous, puisque maintenant tout est nickel chrome (nettoyage de peau le samedi après-midi + épilation des sourcils et des poils…). Donc plus d'excès de blush sur les joues, plus d'arc-en-ciel sur les paupières, plus de gloss top brillant noir foncé (!) sur les lèvres ! Non, montrez-vous comme vous êtes, parfaitement nette et fraîche. Juste un make-up ultra léger dans les tons les plus proches de votre propre carnation (en gros beige pour les peaux claires, plus dans les bruns pour les autres types de peau).

Quant à votre coupe, pitié, les filles ! Je vois dans la rue des têtes qui me remuent les tripes de fond en comble : pétards décolorés par mèches, blond usé donnant un aspect de vieilles asperges à vos cheveux, permanentes si souvent répétées qu'elles ne laissent plus aucun volume mais de vagues plaques, noir corbeau qui vous vieillit et me fait peur (seules Barbara et Juliette Gréco peuvent porter cette couleur insensée), longueurs de cheveux de petites filles après 45 ans… C'est l'horreur !

Sans oublier les fausses rousses, les pattes blanches pour faire chic (non, ça fait vieux, c'est tout), les palmiers californiens démodés depuis la fin d'*Alerte à Malibu* en 1988 et les collections des barrettes à fleurs, nounours et autres qui fleurissent sur les sommets épiques de vos crânes.

Alors arrêtez le massacre, et courez chez votre « Boîtatif » favori dans les plus brefs délais. Demandez à discuter avec votre coiffeur de ce qui pourrait le mieux mettre en valeur votre nouveau minois. Le plus tendance et qui marche sur toutes les têtes, c'est une coupe courte (mais j'ai pas dit rasée) très dégradée, la nuque longue et un léger méchage quelle que soit votre couleur de base, pour éclaircir çà et là des mèches fines.

En-cas de onze heures et demie

– 1 kiwi.

– 1 bol de thé vert.

Vous avez été une fois de plus la nouvelle diva du bureau, même Emmanuelle Seigner n'a qu'à bien se tenir, vous avez largement autant qu'elle une tête à vendre des diam's place Vendôme, ah mais...

Vous iriez bien déjeuner avec votre Philippe de l'espace et de la photocopieuse. Eh bien, allez-y, ce n'est ni un crime ni un motif de divorce, et si ça l'est, c'est que votre bonhomme n'a décidément rien compris ! Allons, vous n'êtes pas Monica !

Déjeuner

– 1 pizza (eh oui, on peut, vous le saviez, c'était déjà dans le plan régime) à la condition qu'elle soit à la tomate, aux anchois, avec un œuf si vous le souhaitez mais sans fromage (demandez-le) et à pâte fine.

Rien d'autre sinon on n'est plus du tout dans notre éthique diététique.

Et on se repose une demi-heure, et pas sur les épaules de Philippe qui, décidément, ressemble bien plus à Jean-Pierre Bacri dans *Un air de famille* qu'à George Clooney. Tant pis, faites votre sieste dans votre propre bureau.

Goûter

Si, et seulement si, vous ne pouvez pas vous en passer.

Moi j'ai envie de vous dire : ne prenez rien. Sinon, une petite golden.

On revient à la maison. On tient une pêche à faire pâlir le Guignol de Jacques Chirac, alors autant s'y mettre tout de suite : enfilez votre collant, votre body, vos grosses baskets à talons.

LE GESTE DU JOUR

La totale, abdominaux et fessiers.

Tenez-vous droite, jambes tendues et buste droit. Essayez de toucher la pointe de vos pieds, évidemment sans plier les jambes (je sais c'est un des plus terribles, mine de rien). Surtout, ne courbez pas le dos. Et ne relâchez jamais, durant l'exercice, ni les muscles du ventre, ni ceux des fesses, youpi ! On inspire en descendant, on expire en remontant.

Bien entendu, les filles, le tout 20 fois minimum, de toute façon comptez, il faut que vous teniez un minimum d'efforts physiques quotidiens de 35 à 40 minutes.

Si vous ne les obtenez pas au bout de vos flexions, courez sur place dans votre salon. Si personne ne vous voit, parfait ! Allez jusqu'au maximum de ce que vous pouvez. Faites suivre d'une bonne douche bien tonique… Et vous êtes belle comme un bouquet de roses.

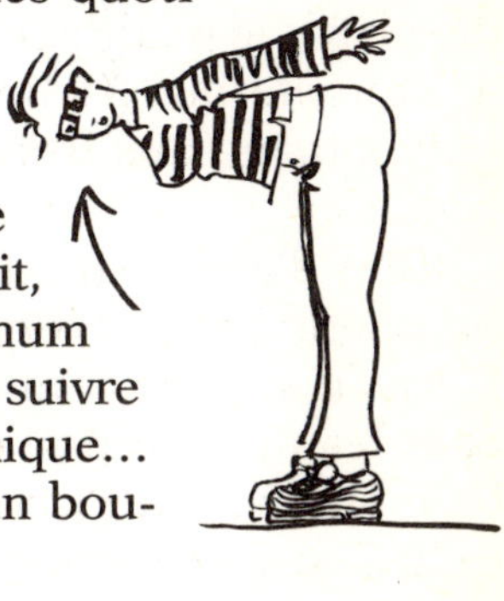

Dîner

– 2 beaux blancs de dinde grillés à la poêle anti-adhésive, poivre et sel moulus en fin de cuisson plus 1 cuiller à café de crème fraîche à 15 %. Basilic et ciboulette finement coupés si vous aimez.

– 2 cuillers à soupe de purée de chou-vert. Faites cuire votre chou coupé en quatre dans de l'eau avec un bouquet garni, beaucoup d'ail et de thym.

3e SEMAINE

Jeudi

Petit déjeuner
1 bol de fromage blanc maigre aux fines herbes
ou au faux sucre, ou avec de la compote
de fruits maison non resucrée
1/2 banane
1 thé ou 1 café

En-cas de onze heures et demie
1 kiwi
1 bol de thé vert

Déjeuner
1 pizza à pâte fine, avec tomates, anchois
et éventuellement 1 œuf,
mais sans fromage

Goûter
De préférence, rien.
Sinon, 1 petite golden

Dîner
2 beaux blancs de dinde grillés
2 cuillers à soupe de purée de chou-vert

Vendredi

Incroyable mais vrai : une force spatiale vous transporte à votre balance. Tout va bien, vous êtes parfaitement stable. Votre taille virevolte dans votre jean, vos chemisiers ferment sans plus jamais former de becs de canard au niveau des seins.

Quel pied ! Vous êtes des filles aux qualités venues d'ailleurs, mais dont la plus belle reste la ténacité face à l'ennemi : saucisson, tarama, coca, mousse au chocolat, et autres tentations. Vous venez de mener une guerre d'un type nouveau avec des difficultés que ne connaissent pas les G.I. ! Un paradis pavé de paris-brest, de blocs de foie gras, de cassoulet, de monticules de rillettes... Non, personne avant vous n'avait dû déjouer une telle perversité, à longueur de jour et de nuit. Et vous avez triomphé de ces tranchées dans lesquelles la vie vous enfonçait depuis si longtemps. Bravo. Bon, je vous le redis encore aujourd'hui et pour le week-end et puis après vous le saurez pour la vie : on se réveille et on s'étire comme un chat, on boit son verre d'eau à température ambiante, on fait sa séance d'inspirations/expirations à l'air libre et frais. On se douche tonique en finissant très froid sur les jambes et les seins au moins cinq minutes de jet. (N'oubliez pas que vous prenez vos bains à décoction une fois par semaine.)

Petit déjeuner

– 1 belle tasse à thé de fruits rouges et frais sans adjonction de sucre.

– 2 biscottes maison avec du beurre mou Elle et Vire très gratté.

– 1 œuf à la coque.
Et au boulot.

LAISSEZ VIVRE ET PARLER L'ARTISTE QUI DORT EN VOUS

Vous avez compris depuis longtemps que votre équilibre psychologique et physique passait par un plan alimentaire très suivi. Mais pour cela vous n'aviez besoin de personne. Vous êtes toutes de grandes filles dotées de têtes bien pleines qui n'ont besoin que de soutien, d'encouragement et de beaucoup d'amour pour aller au bout d'elles-mêmes.

En revanche, il y a bien autre chose, loin de toute diététique, qui vous est indispensable et que vous méprisez depuis bien trop longtemps au fond de vous : vos différentes aptitudes artistiques que vous ne travaillez plus, ou que vous n'avez jamais osé vous avouer. Pourtant, vous aimeriez chanter comme la Caballé, danser comme la Carlson, jouer comme la Deneuve, peindre comme Artémisia Gineleschi (en plus de ça, dans un petit dîner en ville, la peinture toscane du XVe siècle, ça le fait grave), mais jamais au grand jamais vous n'avez pris aucune leçon ni exercé aucun art. Alors ne tardez plus un instant. Inscrivez-vous dans un cours pour chanter, peindre, jouer la comédie...

Car vous ne pouvez trouver un réel équilibre physique sur le très long terme que si votre tête va parfaitement bien. Or, la tête aussi a un besoin impérieux de son geste du jour. Un peu différent certes de celui qui permet de garder les cuisses fermes, quoique... En donnant réalité à votre « vocation » artistique, votre tête exprimera librement tous les fantasmes qu'elle refoule depuis bien trop longtemps. C'est seulement dans ce genre de pratique que vous vous libérerez définitivement, parce qu'elle est cathartique, elle vide de toutes les émotions, pour vous emplir d'une énergie nouvelle et positive. Croyez-moi, rien n'est plus fatigant mais constructif (mentalement) que le chant, le théâtre. Il en va de même pour tous les autres arts, bien entendu.

En-cas de onze heures et demie

– 1 yaourt au lait entier sans sucre (si vous en éprouvez le besoin).

Déjeuner

– 1 grande salade de poissons blancs. Vous achetez au moins quatre sortes différentes de poissons blancs, que vous faites cuire à l'eau avec un bouillon cube spécial pour bien les parfumer, vous égouttez et laissez refroidir. Vous préparez votre vinaigrette, bien dosée en vinaigre balsamique, poivre juste moulu et zeste de citron. Merveilleux !

– 3 belles cuillers à soupe de chou-fleur en salade (mais cuit lui aussi, sinon les ballonnements seraient infernaux !).

Et hop, à la sieste comme un seul homme !

Ne pensez plus qu'à votre bien-être : vous ne tenez plus en place. Vous ne pensez plus qu'au week-end qui arrive à grandes enjambées. Comment le remplir ? Taisez-vous. Vous ne savez plus où donner de la tête entre le cours de chant, le Gym-club, le marché frais à faire, les exercices physiques à remettre sur le tatami tous les jours, plus tout le reste. Mais ça vous plaît. Parfaitement, vous en redemandez même. Parce que vous avez une énergie de lionne aux abois. Vous pouvez tout appréhender avec bonne humeur, vous allez bien, et vous savez qu'à partir d'aujourd'hui tout ce que vous entamerez dans votre vie constituera votre bien-être.

Faites taire en vous – une bonne fois pour toutes – cette sale petite voix qui répète à tue-tête (parce que vous décidez de l'écouter) : « égoïste, tu ne penses qu'à ton petit nombril, tu t'es vue quand t'as faim, non mais à qui tu veux ressembler en body ? Maintenant que t'es plus la même femme, tu veux peut-être aussi un nouveau bonhomme ? Tu lui as demandé son avis, à lui, avant de lui mitonner des courgettes sans beurre et de préparer des nouilles sans jambon à ton Petit Pierrot ? »

Oui, vous êtes devenue parfaitement égoïste en ce qui concerne votre assiette et celle de ceux que vous aimez le plus au monde. Si votre mère ou votre meilleure copine vous font la tronche, tant pis pour elles, ce sont elles qui se fatiguent, pas vous.

Vous quittez le bureau votre travail bien fait, avec félicitations pour votre boulot et vos lolos (eh oui, c'est la vie, ça...). Ça met quand même du baume au cœur.

Dîner

– 1 tranche de saumon fumé par personne.

– 100 g de pâtes fraîches au basilic avec un fin filet d'huile d'olive dessus.

– 2 rondelles d'ananas frais sans adjonction de sucre.

Allez au dodo après votre bain chaud anticapitons.

3e SEMAINE

Vendredi

Petit déjeuner

1 belle tasse de fruits rouges frais sans sucre
2 biscottes maison avec un peu de beurre
1 œuf à la coque

En-cas de onze heures et demie

1 yaourt au lait entier sans sucre

Déjeuner

1 grande salade de poissons blancs
avec une vinaigrette
3 belles cuillers à soupe
de chou-fleur cuit en salade

Dîner

1 tranche de saumon fumé
100 g de pâtes fraîches au basilic
avec un filet d'huile d'olive
2 rondelles d'ananas frais sans sucre

Samedi

SEXE, MENSONGE ET STABILISATION

Ça va bien avec votre bonhomme. Faut dire que vous avez mis le paquet. C'est vrai, en plus du régime, vous portez un petit déshabillé assorti à votre nouvelle silhouette ! Je vous recommande la tendance furieuse du moment, les satins : marine, brun, rouge Hermès. Mais pas le falbala porte-jarretelles, string, bas de soie et soutif à trous. Ce n'est pas parce que vous êtes sublime que vous avez changé d'emploi !

Si, par malheur, ça ne va pas bien avec votre bonhomme parce que l'autre, là, avec sa photocopieuse de l'espace vous tourne la tête, réglez vite le problème : votre stabilisation ne tiendra le coup pour longtemps que si vous trouvez une parfaite harmonie sentimentale et sexuelle, les filles ; tout de même, c'est pas moi qui vais vous l'apprendre.

Bon, vous avez pratiqué le toutim : étirements, verre d'eau, inspirations/expirations au frais, bonne douche.

Tout le monde à la cuisine.

Petit déjeuner

– 1 yaourt au lait entier avec un peu de miel dessus.

– 1 jus d'orange juste pressée.

– 2 biscottes maison, avec un peu de beurre gratté dessus.

– 1 thé léger ou 1 café léger.

Ou bien un petit déj complètement salé à l'autrichienne :

– Garnissez un grand plat de très fines tranches (coupées par votre boucher-charcutier) de jambon blanc maigre, de dinde, même d'un peu de rôti de bœuf.

– Puis ajoutez des œufs durs pour faire joli sur les bords du plat.

– Disposez yaourts, miel, fromage blanc, herbes finement coupées au centre de la table.

– Une grande corbeille de tous les pains bis : son, complet, muesli, seigle, campagne, aux fruits.

– Une carafe de jus de fruits moitié orange moitié pamplemousse.

– Et lait écrémé, café, thé.

Si vous prenez ce genre de brunch co-lo-ssal vous ne repasserez à table que pour une collation légère à dix-sept heures trente.

TOUT LE MONDE AU MARCHÉ

Est-ce que vous avez remarqué que vous faites des impasses bêtes parce que vous méconnaissez certains légumes et fruits ? Parmi eux, les champignons. Savez-vous qu'ils ne font jamais grossir même si vous en dégustez deux belles assiettes, qu'ils sont délicieux et goûteux, et peuvent se cuisiner pour redonner toute leur saveur. Demandez à votre primeur ce qu'il faut prendre selon les différentes périodes de l'année (quand c'est la saison) : bolets, cèpes, champignons de Paris, trompettes-de-la-mort…

Non, dans la vie, il n'y a pas que les goldens et les abricots. Mais aussi les melons d'eau, les mangues, les goyaves, les kakis, les pastèques. Il suffit de savoir quand les acheter pour qu'ils soient le plus savoureux possible.

Parce que, croyez-moi, vous allez avoir envie de changer très souvent de goût, pour continuer votre stabilisation. Ne vous ennuyez jamais dans les goûts, les couleurs et les inventions culinaires que vous mitonnez. C'est aussi ça, la réussite d'une stabilisation : la diversité dans l'équilibre.

Vous revenez du marché et plusieurs choix « sportifs » s'offrent à vous. Soit vous réenfourchez vos bicyclettes si le temps le permet. Soit vous partez en forêt avec carte détaillée et pataugas.

Ou bien vous fourrez dans vos sacs à dos maillots de bain, shampooing et serviettes-éponge. Et c'est parti pour une bonne partie de la journée à nager, avec échauffements dans le petit bassin. On reprend les gestes d'aquagym que nous avions déjà vus.

Sautez d'une jambe sur l'autre, le buste toujours bien droit, les mains sur les hanches. Faites l'exercice entre vingt et trente fois.

Soufflez, et on reprend cette fois-ci le « classique éternel » : les ciseaux. On écarte les jambes sans les plier puis on les resserre. Pareil, faites l'exercice vingt fois.

Une fois parfaitement échauffée et dans une forme exceptionnelle, commencez les longueurs. N'oubliez jamais que le dos crawlé reste de loin le super best des exercices de natation. Aucun mal de dos à redouter, les vertèbres restent portées par l'eau. Tout votre corps, bras y compris, travaille intensément. Vous pouvez aller jusqu'à une heure de dos crawlé sans souci, à moins que vous ne ressentiez une grosse fatigue avant.

Remontez vous doucher, très chaud d'abord, puis frais. On revient à la maison dans un état de détente parfaite, voire un peu fourbue.

Attention que le sport ne vous cause pas de fringales abusives !

Eh oui, nous y voilà. Beaucoup d'entre nous, les filles, se refusent à trop de sport sous prétexte que ce dernier creuse l'appétit et qu'après s'être escrimée sur un vélo d'appartement durant trois quarts d'heure, on dévorerait bien un demi-mammouth (non dégraissé). Comment donc concilier effort et diététique ?

C'est assez simple si on réfléchit plus loin que le bout de ses Clarks. En fait, on est surtout déshydraté quand on revient du Gymclub, de la piscine ou d'une grande promenade à vélo. Nous confondons souvent l'envie de boire avec celle de grignoter. Je ne plaisante pas. Vous n'avez pas faim en revenant de votre aquagym mais une soif de chameau en fin de course, ça oui. Alors buvez. Beaucoup. De l'eau, du thé (qui désaltère vite et bien, et se révèle diurétique).

Puisque vous aviez très copieusement petit-déjeuné ce matin, vous pouvez soit prendre un goûter tardif vers dix-huit heures, soit attendre le dîner. Mais évitez les deux (quand je dis évitez, les filles, j'entends par là que je ne suis pas fan du cumul des repas du week-end).

Le goûter pour toute la maisonnée

– 1 grande salade de fruits exotiques que l'on a rapportés du marché : 3 belles rondelles d'ananas, 1 mangue, 1 kaki, 2 melons d'eau, 3 mini-bananes, 2 oranges sanguines, 1/4 de pastèque.

Vous vous sentez lavée, en plus vous vous êtes régalée de saveurs que l'on néglige trop souvent, et ce plein de fructose vous réanime pour une soirée ciné !

3e SEMAINE

Samedi

Brunch (en fin de matinée)
très fines tranches de jambon blanc maigre,
dinde, rôti de bœuf
œufs durs
yaourts, fromage blanc, accompagnés
de miel ou de fines herbes
pains de toutes sortes : son, complet,
muesli, seigle, campagne
jus de fruits frais (orange/pamplemousse)
lait écrémé, thé, café

Goûter-dîner (vers dix-huit heures)
1 grande salade de fruits exotiques
avec rondelles d'ananas, 1 mangue, 1 kaki,
2 melons d'eau, 3 mini-bananes,
2 oranges sanguines, 1/4 de pastèque

Dimanche : le der des ders

Vous vous réveillez au premier jour d'une vie nouvelle, avec cette sensation d'infinie liberté : celle de savoir qu'à partir de demain vous n'aurez plus besoin de livre, de plan diététique écrit parce que vous avez parfaitement assimilé ce qu'il vous faut pour vous sustenter de façon équilibrée.

Vous vous sentez grande, vous l'êtes. Prête à abattre les montagnes et à battre la campagne !

En attendant, étirez-vous dans votre lit. Buvez votre verre d'eau à température ambiante et levez-vous en ouvrant la fenêtre pour les exercices d'inspiration et d'expiration. Une fois tout ça passé, allez telle une luciole virevoltante jusqu'à votre balance. Miracle des dieux de l'anticapitons, vous n'avez pas repris un seul gramme. Normal, vous n'avez jamais dérogé. Et ça, c'est la preuve unique et irréfutable de votre volonté en béton armé.

Petit déjeuner

– 2 œufs brouillés sans adjonction de matière grasse.

– 2 biscottes cuites à la maison (je vous rappelle qu'on les cuit à four doux th. 5, 20 minutes de chaque côté).

– 1 bon jus d'orange sanguine pressée de frais, ou 1 tranche d'ananas.

– 1 thé léger ou 1 café léger.

Remettez-vous à mitonner comme un cordon-bleu, sans culpabiliser :

Je vous veux pareille à Stéphane Audran dans *Le festin de Babette*, occupée, passionnée, sensuelle et bouillonnante à l'idée de cuisiner, sanglée dans votre grand tablier de lin rustique.

Hier au marché (ou ce matin même) vous avez fait l'acquisition d'une poule pour quatre personnes, bien ferme en chair, les pattes usées par les « cours avant que je t'attrape » avec le coq du village. Plongez votre poule ficelée solidement dans cinq litres d'eau (prévoyez donc une très grande marmite) après lui avoir rempli le croupion de toutes sortes d'herbes. Dans l'eau de votre bouillon de poule, vous rajoutez : carottes, navets, trois pommes de terre, poireaux, bouquet garni, oignons... Laissez cuire à petits bouillons quatre heures, en écumant le blanc laissé par la poule au-dessus du niveau de l'eau.

Pas question de s'arrêter pour un en-cas de onze heures et demie. Courez plutôt jusqu'à votre réserve ou votre cave, chercher une bonne bouteille de lalande-de-pomerol que vous ouvrirez sur le coup de midi pour que votre vin s'oxygène parfaitement.

Dressez une table toute blanche, très début de siècle, la poule au pot du dimanche conserve une odeur suavement bourgeoise, il faut que tout soit raccord dans le décor. N'hésitez pas à sortir la grosse argenterie de tante Henriette avec les initiales d'un aïeul disparu dans les tranchées de 1914 gravées dessus. Verrerie assortie.

Déjeuner

– 1 plat avec la poule découpée en morceaux (préférez toujours les blancs surtout pour une poule, plus grasse qu'un simple poulet).

– 1 plat avec tous les légumes du bouillon. Rien n'ayant été cuisiné avec un corps gras, vous pouvez foncer sur les carottes, navets et autres petits champignons odorants. Assaisonnés de gros sel et de poivre cinq baies juste moulu.

– 1 bon verre de bordeaux.

– 1/4 de part de tarte aux abricots à pâte très fine et sans adjonction de sucre (attention, pas plus, les cocottes).

Reposez-vous un chouia. Puis prenez votre courage à deux mains et partez pour une balade sportive au pas de charge (bien couverte), minimum deux heures si vous souhaitez voir s'affiner encore votre tour de taille.

Revenez pour goûter seulement si vous n'avez pas pris votre part de tarte à midi : dégustez-la à ce moment-là. Sinon, une bonne infusion de thym, pour éliminer radicalement toutes les dernières toxines du week-end. Mais normalement, en fin de stabilisation, on est plus propre qu'une jeune fille.

Dîner

– Dans 1 litre d'eau, mettez les légumes de la poule au pot à réchauffer. Une fois recuit 20 minutes, passez le tout au mixeur, vous obtiendrez un délicieux potage pour le soir, dont vous prendrez 1 bon bol.

– 1 tranche de pain complet.

– 1 yaourt au lait entier.

3e SEMAINE

Dimanche

Petit déjeuner
2 œufs brouillés sans matière grasse
2 biscottes maison
1 jus d'orange sanguine pressée
ou 1 tranche d'ananas
1 thé léger ou 1 café léger

Déjeuner
blancs de poule
légumes de cuisson : carottes, navets,
champignons
1 bon verre de bordeaux
1/4 de part de tarte aux abricots,
à pâte très fine, et sans sucre

Goûter
tarte si vous ne l'avez pas prise à midi,
sinon 1 infusion de thym

Dîner
1 bol de potage des légumes du déjeuner
1 tranche de pain complet
1 yaourt au lait entier

CONCLUSION

ON SE QUITTE POUR TOUJOURS

Vous ne pensiez tout de même pas, les filles, que j'allais comme ça, tout à trac, vous donner un plan alimentaire de stabilisation de trois semaines, et repartir sur mes talons bûche sans que nous ayons le temps de nous dire vraiment au revoir. C'est mal me connaître. Non, je dois vous dire encore plein de choses, et surtout vous donner tout l'amour et toute la compréhension dont vous avez besoin pour continuer le chemin.

Ne culpabilisez jamais si vous replongez un jour ou deux dans les eaux profondes de la cochonnaille ou du baba au rhum. Vous venez de vous prouver que vous avez réussi à mincir et à vous stabiliser, vous vous reprendrez encore mieux en main après un léger écart.

En revanche, de grâce, ne faites que de très rares et très légers écarts, sinon reprendre votre plan de stabilisation vous apparaîtra aussi difficile que de gravir le mont Blanc avec une paire de pointes aux pieds.

Les filles, vous savez que ce plan n'est pas psychorigide, bien entendu si vous n'aimez pas un plat, voire un repas, allez voir à un autre jour ce qui vous branche le plus et cuisinez ce que vous aimez.

Faites-vous toujours plaisir en mangeant. Alors qu'avant vous bâfriez cachée (comme moi, je vous rassure), mangez vos en-cas et goûters au vu et au su de tout le monde. Rien de plus troublant, énervant que de manger en maigrissant devant des collègues affamées qui ne décollent pas… et ne décolèrent pas non plus d'ailleurs.

Obstination, volonté, égoïsme alimentaire, bien-être vous ont fait triompher de vos pires démons. Mais surtout n'en devenez pas un. Dès que vous le pouvez, c'est-à-dire dès que votre copine vous le demande, n'hésitez pas à donner généreusement des conseils éclairés. Vous avez toujours été une fille tournée vers les autres, avenante et sympathique. Continuez, plus on accumule les qualités dans une vie de femme, plus on a de fiancés. Pour les meilleures amies je suis moins certaine, mais vous le savez aussi bien que moi. À partir de maintenant (parce qu'il n'y a pas de raison que ça n'arrive qu'à moi), vous allez attirer les jalousies. C'est bien légitime. Riez-en. Seul votre détachement vis-à-vis des piques des filles à bourrelets prouve que vous avez gagné à tous les niveaux et que vous avez pris définitivement votre vie en main. Rien ne doit vous atteindre. Sinon, cela prouverait que vous n'êtes pas encore assez armée pour continuer votre propre combat. Parce que attention, les filles, votre corps, devenu votre meilleur ami, peut lui aussi vous trahir, il faut que vous le sachiez. Il a froid, il est fatigué, stressé, paresseux... Il réclame sa pitance plus que d'habitude... À vous de le dominer, de ne jamais relâcher la bride. Dans l'euphorie du début de stabilisation cela semble facile comme bonjour. Je ris déjà, parce que, dans six mois, croyez-moi, vous allez tirer rudement la langue et il ne faudra pas pour autant faiblir. C'est à ce moment-là qu'il faut mettre le pied au plancher. Et si vous sentez que c'est vraiment trop dur et injuste, inutile de prendre la voix et la coquille d'œuf de Caliméro pour aller au bureau. Mangez, et ré-arrêtez le lendemain. Si vous voyez que vous ne saurez pas vous modérer, attendez que votre envie se calme. Comment ? En fonçant dans le boulot, l'exercice du jour, le ménage (élu meilleur décontractant par toutes les femmes).

Et surtout, pensez à moi : dites-vous bien que tout ce que vous vivez, je le vis au même moment que vous.

Moi aussi, j'ai envie de craquer. Moi aussi j'ai pris des gélules de tiges d'ananas (strictement interdites) aux effets amaigrissants non prouvés. J'ai même arrêté de manger trois jours durant pour rentrer mes fesses dans du 38, résultat mon visage s'est creusé tragiquement, mes fesses jamais ! Moi aussi on m'a sifflée dans la rue, pas pour ce que vous croyez, mais pour me faire remarquer que je dépassais du trottoir dans mon quartier exigu. Pas plus tard qu'il y a huit jours, alors que je mangeais une tranche de tarte aux brocolis, une espèce de garçon (!) m'a demandé s'il fallait m'aider à ouvrir la bouche encore plus grande, aimable, non ?

Tout ça vous arrivera aussi. C'est la vie, les filles.

Mais vous continuerez de gagner :

1) Parce que vous le voulez plus que tout au monde.

2) Parce que vous ferez un marché de légumes frais tous les deux jours (ainsi que fruits et poissons et viandes).

3) Parce que vous rêviez de devenir comme ça depuis longtemps et que vous n'avez aucune envie de tout lâcher maintenant.

4) Parce que ça fait du bien d'envoyer sur les roses Madame Mère et Meilleure Copine.

5) Parce que finalement votre petite aventure avec votre nouvel homme vous comble.

6) Parce que vous entrez enfin dans tout ce que vous essayez chez Etam.

7) Parce que vous n'avez plus à arracher les pages mode de votre magazine de mode.

8) Parce que dans la rue on vous siffle enfin parce que vous êtes irrésistible.

9) Parce que vous vous aimez et vous respectez.

10) Parce qu'en arrivant chez le médecin pour soi-

gner votre grippe il ne dit plus « il faut maigrir » avant de vous signaler que vous pouvez aussi vous asseoir.

Pour ces dix raisons et vingt mille autres, je suis fière de vous, peut-être encore plus que vous ne l'êtes vous-même.

Il est temps, et je le sais, que je vous laisse aux exercices, au plan alimentaire, à votre vie active et affective, les filles, vous me relirez dès que vous en aurez besoin, mais surtout ne tardez jamais, sinon ce sera trop difficile.

Dernières recommandations

Jamais de graisses : Chips, frites, beignets, produits panés, crêpes, gaufres, burgers, sandwichs grecs ou falafels… Aucun fromage sauf 1/4 de brie ou de camembert une fois par semaine.
Jamais de sucres rapides : Pas de sodas, pas de pâtisseries industrielles, pas de sucreries, pas de crème glacée, pas de gâteaux (hormis la tarte maison), pas d'adjonction de sucre dans les compotes de fruits.
Pas d'alcool fort.
Jamais d'excès de protéines : Pas de viandes rouges deux fois par jour, mais juste deux fois par semaine. Beaucoup de poisson blanc plutôt que du thon ou du saumon, à fond sur les volailles.
Méthode de cuisson :
Tout au four en papillote, ou à la vapeur, ou à l'eau, ou à la poêle antiadhésive.
Beaucoup d'eau, de thé vert.
Ayez toujours sur vous du fromage blanc ou une grosse pomme.
Beaucoup d'exercice physique, et de façon quotidienne.
Mangez assise en mâchant lentement trois fois par jour, sans stress.
Une bonne sieste, ou un repos après le déjeuner.
Bonne route, les filles. N'oubliez jamais : je pense à vous, je vous aime.

Sam Keen
Être un homme - n° 7109
Barbara Killinger
Accros du boulot - n° 7116
Dr Gérard Leleu
La Mâle Peur - n° 7026
Amour et calories - n° 7139
Christine Longaker
Trouver l'espoir face à la mort - n° 7179
Bernard Martino
Le bébé est une personne - n° 7094
Alan Loy McGinniss
Le pouvoir de l'optimisme - n° 7022
Pia Mellody
Vaincre la dépendance - n° 7013
Yannick Noah
Secrets, etc. - n° 7150
Robin Norwood
Ces femmes qui aiment trop – 1 - n° 7020
Ces femmes qui aiment trop – 2 - n° 7095
Vera Peiffer
Soyez positifs ! - n° 7118
Xavier Pommereau
Quand l'adolescent va mal - n° 7147
Anthony Robbins
Pouvoir illimité - n° 7175
Jacques Salomé
Papa, maman, écoutez-moi vraiment - n° 7112
Apprivoiser la tendresse - n° 7134
Barbara Sher et Barbara Smith
Vous êtes doué et vous ne le savez pas - n° 7141
Deborah Tannen
Décidément, tu ne me comprends pas ! - n° 7083
Nita Tucker
Le grand amour pour la vie - n° 7099
Isabelle Yhuel
Mère et fille, l'amour réconcilié - n° 7161
Rika Zaraï
Ces émotions qui guérissent - n° 7114

Santé

Dr R. Aron-Brunetière
La beauté et les progrès de la médecine - n° 7006
Dr Martine Boëdec
L'homéopathie au quotidien - n° 7021
Dr Jacques Boulet
Se soigner par l'homéopathie - n° 7165
Julia Buckroyd
Anorexie et boulimie - n° 7191
Dr Jean-Pierre Cahané & Claire de Narbonne
Nourritures essentielles - n° 7168
Chantal Clergeaud
Un ventre plat pour la vie - n° 7136

Dr Julien Cohen-Solal
Comprendre et soigner son enfant – I - n° 7096
Comprendre et soigner son enfant – II - n° 7097
Bruno Comby
Tabac, libérez-vous ! - n° 7012
Dr Lionel Coudron
Stress, comment l'apprivoiser - n° 7027
Mieux vivre par le yoga - n° 7115
Dr J.G. Drevet & Dr C. Gallin-Martel
Bien vivre avec son dos - n° 7002
Dr David Elia
Comment rester jeune après 40 ans
Version hommes - n° 7110
Version femmes - n° 7111
Le bonheur à 50 ans - n° 7184
Pierre Fluchaire
Bien dormir pour mieux vivre - n° 7005
Plus jamais fatigué ! - n° 7015
Henri Loo & Henri Cuche
Je suis déprimé mais je me soigne - n° 7009
Dr E. Maury
La médecine par le vin - n° 7016
Maurice Mességué
C'est la nature qui a raison - n° 7028
Dr Sylvain Mimoun
Des maux pour le dire - n° 7135
Stewart Mitchell
Initiation au massage - n° 7119
Peter Mole
L'acupuncture - n° 7189
Pierre Pallardy
Les chemins du bien-être -n° 7001
La forme naturelle - n° 7007
Le droit au plaisir - n° 7063
Jean-Louis Pasteur
Toutes les vitamines pour vivre sans médicaments - n° 7081
Jean-Yves Pecollo
La sophrologie au quotidien - n° 7101
Jon Sandifer
L'acupression - n° 7204
Dr Bernie S. Siegel
Vivre la maladie - n° 7131
Rochelle Simmons
Le stress - n° 7190
Dr Nadia Volf
Vos mains sont votre premier médecin - n° 7103
Andrew Weil
Le corps médecin - n° 7210
Huit semaines pour retrouver une bonne santé - n° 7193

Diététique

Agnès Beaudemont-Dubus
La cuisine de la femme pressée - n° 7017

Marie Binet & Roseline Jadfard
Trois assiettes et un bébé - n° 7113
Dr Alain Bondil & Marion Kaplan
Votre alimentation - n° 7010
L'alimentation de la femme enceinte et de l'enfant - n° 7089
L'âge d'or de votre corps - n° 7108
Sonia Dubois
Maigrissons ensemble ! - n° 7120
Restons minces ensemble ! - n°7187
Annie Hubert
Pourquoi les Eskimos n'ont pas de cholestérol - n° 7125
Dr Catherine Kousmine
Sauvez votre corps ! - n° 7029
Colette Lefort
Maigrir à volonté - n° 7003
Michel Montignac
Je mange donc je maigris ! - n° 7030
Recettes et menus Montignac - n° 7079
Comment maigrir en faisant des repas d'affaires - n° 7090
La méthode Montignac Spécial Femme - n° 7104
Mettez un turbo dans votre assiette - n° 7117
Je cuisine Montignac - n° 7121
Restez jeune en mangeant mieux - n° 7137
Recettes et menus Montignac (2) - n° 7164
Boire du vin pour rester en bonne santé - n° 7188
Philippe Peltriaux et Monique Cabré
Maigrir avec la méthode Peltriaux - n° 7156
Nathalie Simon
Mangez beau, mangez forme - n° 7126
Thierry Souccar
La révolution des vitamines - n° 7138

Sexualité

Dr Éric Dietrich & Dr Patrice Cudicio
Harmonie et sexualité du couple - n° 7061
Céline Gérent
Savoir vivre sa sexualité - n° 7014
Françoise Goupil-Rousseau
Sexualité : réponses aux vraies questions des femmes - n° 7025
John Gray
Mars et Vénus sous la couette - n° 7194
Barbara Keesling
Comment faire l'amour toute la nuit - n° 7140
Le plaisir sexuel - n° 7170

Brigitte Lahaie
Les chemins du mieux-aimer - n° 7128
Dr Gérard Leleu
Le traité des caresses - n° 7004
Le traité du plaisir - n° 7093
Le traité du désir - n° 7176
Dagmar O'Connor
Comment faire l'amour à la même personne... pour le reste de votre vie - n° 7102
Jean Paccalin
Une pilule nommée désir - n° 7180

Vie familiale

Etty Buzyn
Papa, maman, laissez-moi le temps de rêver - n° 7132
Béatrice Cakiroglu
Les droits du couple - n° 7018
Roberta Cava
Réussir et être heureuse au travail - n° 7082
Françoise Civeyrel
Consommez bien. Dépensez mieux - n° 7098
Dr Julien Cohen-Solal
Être heureux à l'école ? - n° 7173
Carolyn Cowan et Philip A. Pape Cowan
1+1 = 3 - n° 7065
Brian A. Grosman avec Allan Reznik
Protégez votre emploi - n° 7085
Brigitte Hemmerlin
Maman Solo - n° 7100
Vicki Iovine
Grossesse, le guide des copines - n° 7176
Hélène de Leersnyder
Laissez-les faire des bêtises - n° 7106
Gerry Marino & Francine Fortier
La nouvelle famille - n° 7122
Anne-Marie Mouton
500 conseils pour réussir votre grossesse - n° 7023
Jocelyne de Rotrou
La mémoire en pleine forme - n° 7087
Nancy Samalin
Savoir l'entendre, savoir l'aimer - n° 7062
Conflits parents-enfants - n° 7198
Dr Marie Thirion
Les compétences du nouveau-né - n° 7123
Chantal de Truchis-Leneveu
L'éveil de votre enfant - n° 7146
Marie-France Vigor
Enfants : comment répondre à leurs questions ! - n° 7011

Cuisine

Paul Bocuse
Bocuse dans votre cuisine - n° 7145

Jean-Pierre Coffe
Comme à la maison (1) - n° 7148
Le marché - n° 7154
Au bonheur des fruits - n° 7163
Comme à la maison (2) - n° 7177
Christine Ferber
Mes confitures - n° 7162
Mes tartes sucrées et salées - n° 7186
Nadira Hefied
130 recettes traditionnelles du Maghreb - n° 7174
Peta Mathias
Fêtes gourmandes - n° 7200
Marie Rouanet
Petit traité romanesque de cuisine - n° 7159

Harmonies

Karen Christensen
La maison écologique - n° 7152
Karen Kingston
L'harmonie de la maison par le Feng Shui - n° 7158
Marjorie Harris
Un jardin pour l'âme - n° 7149
Christine Wildwood
L'aromathérapie - n° 7192

Bien-être
7187

Composition Nord Compo
Achevé d'imprimer en Europe (Allemagne)
par Elsnerdruck à Berlin
le 24 juillet 2000.
Dépôt légal juillet 2000. ISBN 2-290-30200-7
Éditions J'ai lu
84, rue de Grenelle, 75007 Paris
Diffusion Flammarion (France et étranger)